健康中国医学科普融媒体出版项目（第一辑）

肾脏病常识与防治

SHENZANGBING CHANGSHI YU FANGZHI

主编　王小琴　邹新蓉

长江出版传媒
湖北科学技术出版社

图书在版编目(CIP)数据

肾脏病常识与防治 / 王小琴，邹新蓉主编. —武汉：湖北科学技术出版社，2023.4

健康中国医学科普融媒体出版项目. 第一辑

ISBN 978-7-5706-2292-4

Ⅰ. ①肾… Ⅱ. ①王… ②邹… Ⅲ. ①肾疾病—防治 Ⅳ. ①R692

中国版本图书馆 CIP 数据核字(2022)第 230216 号

策　　划：冯友仁

责任编辑：徐　丹　　　　封面设计：张子容　胡博

出版发行：湖北科学技术出版社　　　　电话：027—87679454

地　　址：武汉市雄楚大街 268 号　　　　邮编：430070

（湖北出版文化城 B 座 13—14 层）

网　　址：http://www.hbstp.com.cn

印　　刷：武汉邮科印务有限公司　　　　邮编：430205

880×1230　　1/32　　6.25 印张　　160 千字

2023 年 4 月第 1 版　　　　2023 年 4 月第 1 次印刷

定价：28.00 元

肾脏病常识与防治

编 委 会

主　编　王小琴　邹新蓉

副主编　王长江　李　慧

编　委（按姓氏拼音排序）

程　虹　丁　秀　黄胜华　李　慧

王长江　王　岚　王小琴　吴文静

周慧兰　周　全　邹新蓉

前　言

肾脏是人体重要的排泄器官和内分泌器官，承担着排出体内代谢废物、调节内环境稳定及与骨代谢、血压调节、红细胞生成相关的激素分泌功能。感染、免疫、代谢、环境和遗传等多种因素均可导致肾脏结构破坏和功能受损，早期肾损伤临床表现比较隐匿，往往在肾功能中、重度下降甚至需要肾脏替代治疗时才发现。目前我国慢性肾脏病患病率为10.8%，随着代谢性疾病的增多，糖尿病、高血压已成为慢性肾脏病的主要原因，而慢性肾脏病进展至终末期肾病将带来沉重的社会和经济负担。因此，普及肾脏病常识和对肾脏功能的认识，提供全面和细致的肾脏病预防、中西用药及康复指导意见，对减少慢性肾脏病发生和延缓肾脏病进程具有重要意义。

本书共分九章，分别从肾脏的解剖与生理、肾脏疾病的早期信号、常见肾脏病、肾脏病常用中西药、肾脏病的手术和替代治疗、易误诊误治肾脏病、肾脏病的预防与调摄等方面，以通俗易懂的语言和简洁生动的病例呈现给大众，以期增强人们对肾脏病危害的认识，提供有效的肾脏病防治常识和生活指导，增强肾脏病患者战胜疾病的信心。

编委会

2023年1月

目 录

第一章

肾脏的解剖与生理

随着社会的飞速发展，因环境污染、不良生活方式、竞争压力等导致的疾病也日益增多，慢性肾脏病就是其中之一。肾脏承担着排出人体代谢废物、维持内环境稳定的职责；同时具有内分泌功能，能分泌促进红细胞生成、调节血压和骨代谢的激素。肾脏通过调节尿液的多少、渗透压的高低、各种电解质的浓度和代谢产物的排泄量等来调整内环境的相对稳定。肾脏为什么有这么强大的能力？这是因为构成肾单位的肾小球有充足的血液供应、巨大的滤过面积以及灵活的滤过能力，再加上相对较长的肾小管各段强大的重吸收及分泌的能力。在此过程中，还依赖肾内外的众多神经体液分子对肾脏各组成部分的调节作用来实现，而内环境的状态反过来又影响上述神经体液因子的调节。

第一节　泌尿系统的组成

泌尿系统由肾脏、输尿管、膀胱、前列腺、尿道等组成，共同完成排出人体代谢产物及水分的重要任务。

一、肾脏

肾脏的外形与蚕豆相似，它位于腹腔后壁脊柱的两旁，左右各一，贴于腹后壁，右肾上邻肝脏，所以略低于左肾。左肾上极平第 11 胸椎下缘，下极平第 2 腰椎下缘；右肾上极平第 12 胸椎，下极平第 3 腰椎，所以第 12 肋正好斜过左肾后面的中部和右肾后面的上部。由于每个人体型不同，肾脏的形态和位置也会略有变化。

二、输尿管

输尿管起于肾盂，止于膀胱，是成对的、白色透明的、细长略呈扁圆柱状的管道，长 20～30 cm，管道直径 0.3～1 cm，按输尿管的走行可将其分为腹腔部、盆腔部、膀胱壁部三部分。输尿管有 3 个生理性狭窄，即上狭窄位于输尿管的起始部；中狭窄位于小骨盆内部；下狭窄位于输尿管与膀胱相连处，此处管径约 0.3 cm，为输尿管最狭窄处。这些狭窄部位是大多数结石患者的结石易嵌顿部位。

三、膀胱

膀胱位于盆腔，其上接输尿管，下连尿道，因性别不同，其毗邻器官也有所不同。男性膀胱的上方有腹膜覆盖，后方有精囊、输精管壶腹和直肠，膀胱颈下接前列腺；而女性膀胱的后方是子宫。膀胱是储存尿液的器官，其大小、形态及壁的厚度、位置和毗邻关系均受尿液量的多少、年龄的变化而变化。成年人的膀胱容量约为 500 ml，个别容量可达 800 ml，新生儿的膀胱容量约为成人的 1/10，女性的膀胱容量略小于男性。两侧输尿管管口、尿道内口与膀胱内壁所形成的三角区域称为膀胱三角，是肿瘤、结核、炎症的好发部位。

四、前列腺

前列腺为单一的、男性特有的实质性器官，其形状如栗子，重 81～120 g。前列腺位于膀胱的下方、膀胱与尿生殖膈之间，耻骨联合的后面。前列腺上端宽大，为前列腺底，邻接膀胱颈，下端尖细处位于生殖膈上。前列腺的后面有一条纵沟，若患者前列腺肥大、增生，该沟消失。男性尿道在近前列腺底部的前缘处穿出前列腺，在近前列腺底部的后缘处有射精管穿入，开口于尿道前列腺的精阜处。前列腺的排泄管开口于尿道前列腺部的精阜两侧，其分泌物参与精液的组成。前列腺腺体按位置可分为前叶、中叶、后叶和两侧叶。老年人患前列腺肥大时，中叶增生最明显，肥大的前列腺压迫尿道，引起尿频、排尿困难、尿分叉、尿淋漓不尽，排便不畅等。

五、尿道

膀胱下接尿道，女性尿道较男性尿道短而直，且易于扩张。女性尿道上口起自膀胱的尿道内口，向前下方走行，开口于尿道外口。尿道位于阴道的前方，尿道膈将尿道和阴道分隔开。尿道旁腺位于尿道下口两侧，腺导管开口于尿道外口后部。男性尿道起自膀胱下口，经过前列腺，随阴茎向下移行开口于阴茎末端。男性尿道较长，为 16～22 cm，与女性相比，发生感染的概率较低。男性尿道不但是尿液的通道，也是精液排出的通道，其管径为 5～7 mm。

第二节　肾脏的外形与结构

一、肾脏的形态

人的肾脏为成对的实质器官，左右各一，正常的肾脏为红褐色，质地柔软，表面有包膜，外形光滑。成人肾脏长 10～12 cm，宽 5～6 cm，厚约 4 cm，重 130～150 g，女性略小于男性。肾脏的中央凹陷部分称为肾门，有淋巴管、肾动静脉管、神经及肾盂通过，通过肾门的各结构被结缔组织包裹形成肾蒂。由于右肾更靠近下腔静脉，故右侧肾蒂较左侧短，肾蒂内部各结构的排列关系自上向下分别为肾动脉、肾静脉和肾盂。肾门伸入肾实质的腔隙称肾窦，主要容纳肾动脉和肾静脉的分支、肾大盏、肾小盏、肾盂及脂肪组织等。

二、肾脏的结构

沿纵轴将肾脏切开，可清楚地看到构成肾实质的两层，外层为肾皮质，厚约 1 cm，密布着许多红褐色小点，即肾小球。肾脏的结构和功能基本单位为肾单位，由肾小球、下属的近端小管、髓袢和远端小管组成，每个肾脏有 60 万～70 万个肾单位。肾皮质的深部厚约 2.5 cm、呈淡红色的区域为肾髓质，占肾实质厚度的 2/3，主要由小管结构组成，根据肾小管的组成，又分为髓质外带和内带。肾髓质的管道结构有规律组成向皮质呈放射状的条纹，称髓放线，向内集合组成锥形体，称为肾锥体，肾锥体的基底朝向皮质，尖端圆润，朝向肾窦，称肾乳头。每个肾脏有 7～15 个肾乳头。肾乳头上有 10～25 个小孔开口于肾小盏，肾脏代谢产生的尿液由肾乳头上的小孔排入肾小盏内，肾小盏呈漏斗状，再将尿液汇入肾大盏。肾大盏是由 2～3 个肾小盏汇合而成的膜状结构。每个肾脏共有 2～3 个肾大盏，它们彼此汇合形成肾盂。肾盂是略扁平的漏斗状的囊状结构，它通过肾门向下延伸并逐渐变细移行为输尿管。

三、肾脏的毗邻器官及组织

肾脏位于脊柱的两侧，腹膜后间隙内。肾脏的位置可伴随着呼吸运动而有轻微的上下移动。竖脊肌的外侧缘与第 12 肋相交处称为肾区（即脊肋角），如患某些肾脏疾病（肾结石、肾炎、肾脓肿等），叩击此区可引起疼痛。肾上腺紧贴在肾的上方，肾筋膜将二者包绕在一起，二者之间有疏松的结缔组织相隔。右肾的上前方是肝右叶，其下部与结肠右曲段相接触。左肾上部与脾相邻，前方与胃后壁相邻。双肾后面的上部与肋膈隐窝和膈相邻，并借膈膜与胸腔相邻，下部与腰大肌、腰方肌和腹横肌相邻。

四、肾脏外包膜

肾脏外包膜有 3 层，从外到里分别是肾筋膜、脂肪囊、纤维囊。

肾筋膜：可分为前后两层，前层为肾前筋膜，后层为肾后筋膜，二者将肾和肾上腺包裹在一起，前后筋膜发出的一些结缔组织纤维束与纤维囊相连，作为肾的主要固定结构。由于肾前、后筋膜下端完全开放，当肾周围脂肪减少或腹壁肌减弱时，肾的游走性增大，可出现肾下垂或称游走肾。若肾周积脓或肾周炎，脓液可沿肾前、后筋膜间向下蔓延至髂窝内。

脂肪囊：又称肾周脂肪层，是位于纤维膜外周的脂肪层，其包裹在肾筋膜的深面，成年人的脂肪囊比较厚，分布在窦内各结构之间的空隙中，对肾有缓冲震荡和支持作用，如果震荡超过其承受能力，则会出现肾的损伤。

纤维囊：又称肾纤维膜，为紧贴于肾实质表面的一层致密结缔组织膜，薄而坚韧，是肾的固有被膜。

五、肾脏的血管与走向特点

我们知道肾脏是生成尿液的器官，那么尿液是如何生成的？尿液是血液流经肾脏后滤过形成的。人体全身的血液都要经过肾脏净化，肾脏的血液供应十分丰富。健康人在安静状态下，每分钟大约有 1 200 ml 血液流过双侧肾脏，占心排血量的 1/5～1/4。其中 90％的血液分布在肾皮质区域，外髓区域分布为 5％～6％，其中少于 1％的血液供应内髓。

肾门处有肾动脉、肾静脉穿过。肾动脉在肾门处分为较粗的前支和后支，前支分出的若干分支与后支一起进入肾实质内。这些小动脉分布于不同的区域内，分布在肾段的小动脉称肾段动脉，小动脉分支之间缺乏吻合交叉，也没有侧支循环，故称为乏血管带。当一个肾段动脉出现血流受阻时，它所供应的肾段就可发生缺血性坏死。肾静脉与肾动脉有所不同，它有广泛的吻合，无节段性，肾静脉及其属支与同名动脉相伴行。

肾脏和其他器官相比有其特点，它有两套毛细血管网。肾动脉从腹主动脉分出，经数次分支形成入球小动脉。入球小动脉进入肾小体后形成肾小球毛细血管网，再汇集成出球小动脉离开肾小体，然后再次形成毛细血管网，围绕在肾小管和集合管的周围。肾脏的血液要经过两次毛细血管网的滤过，再汇合成静脉，最终汇入肾静脉。

皮质层肾单位的入球小动脉口径比出球小动脉粗，所以肾小球内的压力也比较高。当血液经过肾小球滤出部分血浆成分后，经出球小动脉再次进入肾小管周围的毛细血管网时，血流量明显减少，压力也相对降低。肾小球内外压力的变化有利于物质的滤过与重吸收。

六、肾血流量的调节

肾血流量的多少靠自身和神经体液共同调节来适应肾脏泌尿功能的需要，同时又能很好地适应全身的情况。

1. 肾血流量的自身调节 当肾动脉压在 80～180 mmHg 时，若肾动脉压上升，肾部小动脉的血管平滑肌受到血压的刺激，会自动地缩小血管口径，使血流阻力变大，从而保持肾血流量的稳定；而肾动脉压变低时，其情况刚好相反，肾小动脉舒张使血管口径增大，阻力减小，从而也能保持肾血流量的相对稳定。但是当平均动脉压低于 80 mmHg 或高于 180 mmHg 时，小动脉血管平滑肌舒张和收缩已经达到极限，此时的肾血流量失去自身调节的作用，肾血流量将随血压的变化而变化。

2. 肾血流量的神经体液调节 肾血流量不但靠肾的自身调节，它还受神经和体液的调节，从而使肾血流量与身体内环境相协调。肾的血流量调节是全身血液流量的一个组成部分，它与体内其他脏器的活动相互协调，共同使机体内环境处于稳态。

第三节　肾脏的畸形与变异

在人的生长发育过程中，胚胎受很多因素的影响可能会发生变异。肾脏在胚胎期的发育很关键，可发生形态、位置、数量的变异或畸形。常见的有以下几种情况。

1. 多囊肾　是遗传性疾病，在胚胎期的部分肾小管与集合管不相交通，肾小管分泌物排出障碍而引起肾小管局部膨胀，最终形成囊状结构。肾小管分泌物使囊腔逐渐增大，囊肿周围肾组织因囊肿的压迫而缺血并逐渐萎缩、坏死，肾功能逐渐下降，最终导致肾功能衰竭。这种肾脏病在临床中比较多见，往往两个肾脏同时发病。

2. 马蹄肾　两肾的下端在胚胎发育时期没有分开，而是相互连接成马蹄形，故称为马蹄肾。马蹄肾易导致肾积水、感染和结石的形成。

3. 单肾　一侧的肾脏在胚胎期发育不全或缺如，最终形成单侧肾，单肾发生代偿性增生以满足身体需要。

4. 低位肾　一般单侧者多见，多因胚胎期肾上升受到影响所致，低位肾可低至髂窝或小骨盆内。这种情况往往在体检时被发现，触诊时被误认为肿瘤，行B超检查后发现低位肾。

第四节　肾单位的功能解剖

肾单位是组成肾脏结构和功能的基本单位。每个肾脏含有60万～70万个肾单位，肾单位来源于胚胎期的后肾原质。在胚胎期发育结束后，肾不能再生成新的肾单位。随着年龄的增长、疾病等因素都会导致肾单位的数目逐渐减少。以40岁的健康男性为例，假如40岁男性的有效肾单位为整数1，以后每10年有效的肾单位约减少10%，当人活到80岁时，起作用的肾单位与40岁时的相比，只有40岁时的60%左右。但是由于肾脏有强大的功能储备，由自然衰老所引起的肾单位消失并不会影响正常的生活，所以正常人也不必过分担心衰老导致的肾功能下降问题。

一、肾单位

肾单位是由一个肾小体和与之相连的肾小管组成。肾小体由肾小球和肾小囊构成，具有滤过血液、形成原尿的作用。肾小体的中央部分是由毛细血管网形成的肾小球，其两端分别与入球小动脉和出球小动脉相连。肾小球的外面被包囊包裹形成肾小囊。肾小管是细长迂回的管道，分为近端小管、髓袢和远端小管三段，具有重吸收和分泌的功能。近端小管和远端小管依其走行的曲直，有曲部和直部之分。近端小管的直部、细段与远端小管的直部连成“U”字形，这称为髓袢。远端小管将滤过的液体最后汇入集合管。集合管不属于肾单位，它在尿液浓缩过程中起到重要作用。许多集合管汇成肾乳头，肾乳头管开口于肾乳头处，与肾小盏相通，肾小盏将尿液排入肾盂中。

二、球旁器

球旁器是肾小管与肾小体血管相接处具有分泌功能的结构。它主要分布在皮质肾单位，由入球小动脉管壁上的球旁细胞、远曲小管壁上的致密斑和球外系膜间质细胞等组成。球旁细胞是入球小动脉壁中膜平滑肌分化而成的细胞，这类细胞的体积很大，内含分泌颗粒，有分泌肾素的功能。

三、致密斑

致密斑是由远曲小管起始部的上皮细胞组成，因其排列密集，管腔局部呈现出斑纹状隆起，故名致密斑。致密斑在感受远曲小管液中 Na^+ 浓度和调节肾素方面起着重要作用。一般情况下，致密斑根据 Na^+ 浓度的变化来调节肾素的释放。

第五节　肾小球滤过功能

血液流经肾小球毛细血管时，血浆中的一部分水和部分溶质，还包括少量分子量较小的血浆蛋白经滤过膜滤过到肾小囊囊腔内形成原尿，这就是肾小球的滤过作用，也是肾脏生成尿液的第一步。肾小球滤过率是指每分钟内经两肾的肾小球毛细血管滤出原尿的生成量，是衡量肾小球滤过功能的主要指标，对肾脏病的功能判断有非常重要的意义。

决定肾小球滤过作用的因素主要有滤过膜的通透性、有效滤过压、肾血浆流量等。

一、肾小球滤过膜

血液流经肾小球时选择性地让一部分物质滤过进入肾小囊，这取决于肾小球滤过膜通透性的大小。这层滤过膜将肾小球毛细血管内的血浆和肾小囊内液体之间分隔开来。

1. 滤过膜的组成　滤过膜分 3 层，分别为毛细血管内皮细胞、基膜和肾小囊脏层上皮细胞。肾小球毛细血管内皮细胞有很多小孔，这些小孔被称作窗孔，直径为 50～100 nm，远远大于肌肉等组织的毛细血管内皮上的细胞间隙，水、尿素、葡萄糖等小分子物质能够自由通过这些小孔。

中间层是基膜层，它是由水和凝胶物质构成的微纤维网结构。基膜在维持正常肾小球结构、固定相邻的细胞以及建立滤过屏障中起着重要作用。基膜上分布着直径为 4～8 nm 的多角形网孔，其网孔较小，可以让水和部分物质通过，限制大分子蛋白质通过，它是滤过膜中机械屏障的关键部位。研究显示，分子有效半径在2 nm内的物质可以自由通过，分子有效半径在2.0～4.2 nm的物质，半径越小的物质越容易通过，有效半径大于4.2 nm的溶质则完全不能通过。

肾小囊脏层上皮细胞位居外层，由许多突起的足细胞相互交错构成。足细胞相互交错形成滤过裂隙。裂隙表面有一层薄膜，称为滤过裂隙膜，它是肾小球滤过的最后一道屏障，对蛋白质的滤过有阻止作用，能有效防止蛋白质漏出。

2. 滤过膜的选择性 物质是否能通过滤过膜不仅取决于被滤过物质的分子大小，还与其所带电荷的性质有关。物质有效半径在4.2 nm以内的带电荷不同溶质，尽管它们的分子量相同，但它们的滤过率不同，带负电荷的滤过少，带正电荷的滤过多。

研究发现，肾小球滤过膜各层中都有带负电荷的糖蛋白物质，根据静电理论，会排斥带负电荷的物质并限制它们通过。由此可见，肾小球滤过膜除具有分子大小选择性，能限制大分子物质通过外，还具有电荷选择性，可限制带负电荷的物质滤过。患肾小球滤过膜受损害的患者，其滤过膜中的机械屏障和电荷屏障均受到破坏，滤过膜上带负电荷的糖蛋白也明显减少甚至消失，对血浆蛋白等物质通透性明显增加，如果滤过液中蛋白的含量超过近曲小管的重吸收能力，便可出现蛋白尿。

二、有效滤过压

1. 有效滤过压的形成 有效滤过压是指促使形成超滤的有效动力。有效滤过压是在4种因素的共同作用下形成的，即肾小囊内压、肾小囊内液体胶体渗透压、肾小球毛细血管压、血浆胶体渗透压。促使滤过的力量是肾小球毛细血管压和肾小囊内液体胶体渗透压；起阻止滤过和调节作用的是血浆胶体渗透压和肾小囊内压。肾小球滤过形成超滤液的动力是有效滤过压。

2. 有效滤过压的变化 有效滤过压的值有时可以降低至零，

这种现象我们称为滤过平衡现象。皮质肾单位的入球小动脉管径要比出球小动脉粗 1～1.5 倍。当血液经过肾小球毛细血管时，由于不停地生成滤过液，肾小球毛细血管中血液的容量也不断减少，血浆蛋白的浓度不断增加，血浆胶体渗透压逐渐升高，有效滤过压相应地逐渐降低。当有效滤过压下降到零时，滤过没有了动力就停止了。由此可见，肾小球的每条毛细血管上并不是各段都发生滤过，只有从入球小动脉端到滤过平衡点的这一部分毛细血管才有滤过进行。平衡点与入球小动脉端越近，能够滤过的毛细血管段越短，肾小球滤过率就越低。

3. 肾小球毛细血管的滤过特点 肾小球毛细血管对蛋白质的通透性比较低，肾小球滤液中蛋白质的含量极少，水分逐渐地滤出，血浆胶体渗透压也就逐渐上升，所以从入球小动脉到出球小动脉端的胶体渗透压逐渐升高，这有利于肾小管中液体的吸收，也利于原尿的形成。

第六节 影响肾小球滤过的因素

影响肾小球滤过的因素主要是肾血流量、有效滤过压、滤过膜的通透性等。影响肾小球的滤过最终会影响尿液的生成、尿液成分的变化。在很多因素的共同作用下，肾小球的滤过在时刻发生着变化，不同的时刻排出不同浓度和成分的尿液。

一、有效滤过压降低

肾小球滤过的物质基础是充足的血液，根据肾脏对肾血流量的自身调节，当平均动脉压在一定范围内波动时，肾小球毛细血管压会保持相对恒定，肾小球滤过率也保持相对不变。当动脉压下降到 80 mmHg 以下时，肾小球毛细血管压、有效滤过压都降低，肾小球滤过率也相应下降。当动脉血压下降至 40～50 mmHg

甚至更低时，肾小球滤过率可为零，此时尿液的生成极少甚至停止。在大出血和大量失液时，全身有效血容量急剧降低，有效的滤过压也降低，肾小球滤过率降低，会出现尿的生成减少甚至停止。

二、肾小囊内压升高

肾小囊内压是对抗肾小球滤过的因素，囊内压升高也意味着滤过率降低。一般情况下，囊内压是相对恒定的，但当肾小管或输尿管发生堵塞（如肾盂或输尿管结石、肿瘤压迫或其他原因）时，肾盂内压力升高，肾小囊囊内压升高，使得肾小球滤过率降低。

三、血浆胶体渗透压降低

体内血浆胶体渗透压在常规情况下保持稳定，若从静脉快速注入大量的生理盐水时，血浆被稀释，血浆蛋白的浓度也相应下降，血浆胶体渗透压随之降低，肾小球滤过率增加，尿液的生成增多；但因各种原因导致低蛋白血症时，初期血浆胶体渗透压降低，机体反馈性调节使得大量水分转移至组织间隙和浆膜腔，血液浓缩，从而导致血浆胶体渗透压升高，肾小球滤过率下降，尿液的生成减少。

四、肾血流量变化

肾血流量是影响滤过率的重要因素，它主要通过影响滤过平衡点的位置从而影响肾小球滤过率。当肾血流量逐渐增大时，肾小球毛细血管内胶体渗透压上升速度逐渐减慢，滤过率平衡点的位置就向出球小动脉方向靠近，故肾小球滤过率随之增加。如果肾血流量进一步增加，血浆胶体渗透压上升速度也进一步减慢，滤过平衡点更靠近出球小动脉甚至没有滤过平衡点的出现，肾小球滤过率进一步增加到极限。反之亦然，当肾血流量减少时，肾小球毛细血管内血浆胶体渗透压上升的速度逐渐加快，滤过平衡点的位置就向入球小动脉靠近，肾小球滤过率就相应降低。

五、滤过系数降低

在有效滤过压的作用下，单位时间内通过滤过膜滤过的液体量称为滤过系数。一般认为滤过系数的大小主要由滤过膜的有效通透系数和滤过膜的面积决定。健康人的双肾肾小球滤过膜的总面积在 1.5 m^2 左右，滤过面积大有利于滤过液的生成。患肾脏疾病（如慢性肾小球肾炎）时，肾小球毛细血管的管腔变窄或阻塞，肾小球数量逐渐减少，有效滤过面积也逐步减少，肾小球滤过率也逐渐降低，最终出现少尿甚至无尿。生理情况下，滤过系数值的变化不大，但在病理情况下，滤过系数值的大小将影响肾小球的滤过。患急性肾衰竭、药物性肾损伤及梗阻性肾病时，因损伤了肾小球毛细血管或使有效滤过面积缩小，肾小球滤过率也相应降低。

第七节　肾小管和集合管中的物质转运

健康人每天经肾小球生成的原尿总量多达 180 L，而排出的尿液只有 1.5 L 左右，这表明肾小管和集合管的重吸收作用巨大，大约 99%的原尿被重吸收回到血液中。

一、肾小管和集合管对不同物质的重吸收特点和方式

肾小管和集合管对不同的物质有选择性地吸收，吸收的特点和方式也各不相同。当滤过液流经肾小管和集合管时，其中的水和部分溶质被肾小管和集合管重吸收，转运至肾小管周围毛细血管的血液中。这个过程借助于主动转运和被动转运才能得以完成。

（一）主动转运

肾小管和集合管中的物质重吸收方式分主动转运和被动转运。主动转运过程中根据能量来源的不同，可将主动转运分为原发性主动转运和继发性主动转运。前者是指肾脏中钠泵将物质逆着电化学梯度移动的跨膜物质转运过程，这种过程需要消耗 ATP 提供的能量。继发性主动转运所消耗的能量并不直接来源于 ATP 释放的能量，而是来源于转运溶质的过程中所释放的能量，但也是靠钠泵的转运。

（二）被动转运

被动转运和主动转运有所不同，其转运过程中不需要提供能量，物质顺着化学梯度通过滤过膜，靠浓度差和电位差来提供转运的动力。溶质从浓度高的一侧向浓度低的一侧的运动过程，称之为扩散；而小管上皮细胞膜选择性地让一些离子顺电化学梯度快速地通过膜的转运过程称为易化扩散。

二、肾小管和集合管对几种物质的重吸收

（一）钠离子（Na^+）重吸收

Na^+对我们来说并不陌生，健康的成年人每天经肾小球滤过的 Na^+可达 500 g 以上，但每天由尿排出的 Na^+仅为 3～5 g，这表明原尿中的 Na^+近 99%被肾小管和集合管重吸收。这种机制对维持细胞外液中的 Na^+的浓度和渗透压的稳定起着重要作用。肾小管各段对 Na^+的重吸收率并不相同，近端肾小管对 Na^+的重吸收量为滤过总量的 65%～70%，而远曲小管重吸收仅为 10%，少量 Na^+在髓袢升支细段和集合管被重吸收。

(二) 氯离子 (Cl^-) 重吸收

NaCl是食盐的主要成分，它可分解为Na^+和Cl^-，近端小管液中的Cl^-近99%是在肾小管被重吸收的，Cl^-的吸收是伴随Na^+的主动吸收而被吸收的。Cl^-与K^+、Na^+在转运过程中被同一载体同向转运，它们之间存在比例关系，其比例为2∶1∶1，有协同作用，缺少其中任何一种离子，它们的转运都将受到影响。

(三) 碳酸氢根 (HCO_3^-) 重吸收

肾小球滤过液中，HCO_3^-为体内重要的碱储备离子。碳酸饮料和啤酒中就含有HCO_3^-，当我们打开瓶塞时，H_2CO_3因压力改变分解为CO_2和H_2O，CO_2则挥发到空气中。血液中HCO_3^-浓度高低直接影响内环境的稳定。一般情况下，近85%的HCO_3^-在近端小管被重吸收，少部分被远端小管和集合管重吸收。HCO_3^-对保持细胞外液中pH值的相对恒定具有重要作用。HCO_3^-与H^+结合形成H_2CO_3，又分解为CO_2和H_2O。由于HCO_3^-不易通过管腔膜，所以它以CO_2形式重吸收。

(四) 水 (H_2O) 重吸收

健康成年人原尿中的水分近99%被肾小管和集合管重吸收，重新回到血液中继续循环，而只有1%的水分以尿的形式排出体外。肾小管和集合管对水的重吸收量很大，当机体中水液充足时，如果吸收减少1%，那么尿量就会增加1倍。

水主要在近端小管被重吸收，这与远曲小管和集合管对水的重吸收的方式有所不同。近端小管的管壁对水的通透性要比远曲小管高出3～4倍，主要是Na^+在此段被重吸收，导致近端小管内渗透压相对较低，所以水借着渗透压力差被重吸收，直至管内外渗透压力差为0时停止。近端小管对水的重吸收量大，且受体内缺水因素和血管升压素的影响较小，故对尿量影响不大。远曲小管和集合管的管壁与近端小管相比，前二者对水的通透性比较低，其重吸收率也低，但易受血管升压素的影响，能随体液代谢的变化来改变对水的重吸收量。当人饮水不足时，血管升压素的水平会升高，从而影响远曲小管和集合管对水的重吸收，尿中排出的水减少，尿液浓缩，尿液颜色加深。相反，当体内水分过多时，对水的重吸收量减少，尿液也增多。

（五）钾离子（K^+）重吸收

肾小球每天滤过约 35 g K^+，而随尿液排出的只有 2～4 g。肾小球滤出的 K^+ 几乎全部在近端小管被重吸收，远端小管和集合管既可重吸收 K^+，又能分泌 K^+，尿液中的 K^+ 几乎全部经远曲小管和集合管分泌而来。只要有尿液的生成，就会有 K^+ 的排出。当血钾低于正常水平会出现心慌、乏力、肢体瘫软等症状，如不能及时补充钾，则会进一步影响胃肠蠕动、心脏、骨骼肌、呼吸肌等，严重时会造成呼吸麻痹、心搏骤停等危象。

（六）葡萄糖的重吸收

肾小球滤过液中的葡萄糖浓度几乎和血糖浓度相同，健康人尿液中一般没有葡萄糖或者仅有少量，这是因为葡萄糖在近端小管内被重吸收回血液。

近端小管对葡萄糖的重吸收有一定限度，当血糖浓度增加超过肾小管重吸收能力时，尿中就会出现葡萄糖。我们将尿液中开始出现葡萄糖的最高血糖浓度称为肾糖阈，其正常范围为 8.8～9.9 mmol/L。当血糖浓度高于肾糖阈时，尿中即可出现葡萄糖，且随血糖浓度升高，肾小管重吸收能力已达到极限，尿中的葡萄糖也会增多。近端小管重吸收葡萄糖的能力与肾小管上皮细胞膜上载体蛋白的含量有关。

三、肾小管和集合管的分泌和排泄功能

肾小管和集合管不但有重吸收功能，还有分泌和排泄功能。分泌功能是指小管上皮细胞将本身新陈代谢所产生的物质分泌到小管液中的过程。排泄是指小管上皮细胞将原尿中的部分溶质排入小管液中的过程。上述两种过程常紧密联系。

（一）H^+的分泌和H^+-Na^+的交换

近端小管、远端小管和集合管上皮细胞都可以分泌H^+。肾小球滤过液中的pH值几乎和血液中的pH值相同，但经肾小管和集合管滤过后，其pH值与血液中的pH值截然不同。这一变化是通过肾小管和集合管的泌H^+作用完成的。

近端小管分泌H^+的作用最强，近80%的H^+由它分泌。这是因为近端小管上有刷状缘，刷状缘中含有大量的碳酸酐酶。而碳酸酐酶是将CO_2与H_2O结合生成H^+的催化剂。远端小管和集合管的闰细胞也能分泌H^+，其机制是闰细胞中有大量的囊泡，囊泡中的H^+-ATP酶能水解ATP，而ATP释放能量帮助H^+分泌入管腔。闰细胞这种分泌H^+的机制称为质子泵（H^+泵）。

肾小管上皮细胞分泌的H^+与小管液中的Na^+由同一载体逆向同步转运，这个过程为H^+-Na^+交换。H^+转运的动力来自管周膜上的钠泵活动，而钠泵的活动提供Na^+跨管腔膜转运所需要的浓度差环境，故钠泵也是依赖于H^+-Na^+交换的主动过程，H^+的分泌是继发性主动转运。每分泌一个H^+进入小管液中，就可以从小管液中转运出一个Na^+和一个HCO_3^-进入血液。H^+-Na^+交换过程可以排出大量H^+，同时又保留了大量的Na^+和HCO_3^-，这个过程实现了排酸保碱，对维持机体内环境的酸碱平衡具有非常重要的意义，此外还能促进NH_3的生成。

（二）氨（NH_3）的分泌和铵盐的生成

血液中NH_3的浓度很低，而尿液中NH_3的浓度很高，这说

明尿液中的 NH_3 是在肾脏中形成的。NH_3 是在肾小管内代谢形成的，其主要来源于近端小管、髓袢升支和远端小管的上皮细胞。

近端小管、远端小管和集合管的上皮细胞内不断分泌出 NH_3，而这些 NH_3 主要是由谷氨酰胺脱氨生成。NH_3 是脂溶性物质，它以单纯扩散的方式进入小管液，NH_3 和 H^+ 结合在催化剂的作用下生成铵离子（NH_4^+），并进一步与小管液中强酸盐的负离子结合形成酸性的铵盐。

NH_3、H^+ 和 NH_4^+ 密切相关，它们之间可以相互转化，处于动态的平衡状态。H^+ 的分泌增加则 NH_3 分泌也随之增多。原因是小管液中的 NH_3 与 H^+ 结合生成 NH_4^+ 后，小管液中的 NH_3 的浓度也下降，从而导致管腔两侧 NH_3 的浓度差增大，则进一步地促进了 NH_3 向小管液内扩散。由上可知，当体内代谢产生大量酸性物质时，肾小管和集合管分泌生成 H^+ 和 NH_3 的活动也加强，排出铵盐的同时，还把 Na^+ 转运回血液，既为机体排除了酸性物质，又保持了血浆中 $NaHCO_3$ 浓度的恒定。

（三）K^+ 的分泌和 K^+-Na^+ 交换

钾是生命中的重要物质，也是体液的重要组成成分。体内的钾以 K^+ 形式存在，机体内的 K^+ 来源于食物。体内的 K^+ 主要从尿液中排出，尿液中的 K^+ 主要由远曲小管和集合管分泌。

血液中的 K^+ 流经肾小球，在肾小球滤过液中的 K^+ 近 65% 在近端小管中吸收，髓袢吸收大约为 25%，余下的 K^+ 仅为滤过液的 10%，在远曲小管中吸收。远曲小管既能吸收 K^+，也能分泌 K^+，但分泌和吸收分别在远曲小管的不同部位进行。当机体摄入的 K^+ 不足时，远曲小管和集合管分泌 K^+ 功能减弱，减少了 K^+ 的排泄量。相反，当机体摄入过多的 K^+ 时，远曲小管和集合管分泌 K^+ 的能力增强，即使摄入的 K^+ 超过正常摄入量的数十倍，机体的 K^+ 仍能保持在正常范围内，从尿中排出更多的 K^+。

Na^+ 的转运为 K^+ 从细胞内分泌到小管腔提供动力，这个过程

我们称之为 Na^+-K^+ 交换，它与 H^+-Na^+ 交换有相互竞争、相互抑制的作用。当 Na^+-K^+ 交换增强时，H^+-Na^+ 的交换就减弱，反之亦然。这是临床上出现代谢性酸中毒会造成高钾血症的机制。

（四）其他物质的排泄

除上述物质外，还有许多物质也是通过肾小管和集合管滤过排泄的。如体内代谢出的肌酐和氨基马尿酸等，它们从肾小球滤过，还可以经肾小管排泄。再如一些进入人体内的物质青霉素、酚红和利尿剂等，则主要是通过近端小管排泄。酚红在体内主要经过肾小管代谢，近 94%的酚红经过近端小管排泄。故临床上用酚红排泄实验来反映肾小管的排泄功能。

第八节　尿的稀释和浓缩

健康人的尿量和排泄物质的浓度可随着机体内环境的变化而改变。当人体处于缺水状态时，尿液被浓缩成浓茶色，尿液的渗透压明显高于血浆的渗透压，这种浓缩尿称为高渗尿；当机体内水分过多时，肾小管对水的重吸收减少，尿液被稀释，机体排出尿液的渗透压低于血浆渗透压，这种稀释尿称为低渗尿。健康成年人尿液的渗透浓度可在 50～1 200 mOsm/（kg・H_2O）自由波动。由此可见，肾脏具有较强的浓缩和稀释功能，它在维持内环境液体量的平衡和渗透压的稳定起着重要作用。

正常情况下，健康人每天的尿量为 1 000～2 000 ml，每天平均小便 4～6 次，如果排尿次数明显超过平时次数则为尿频。尿频可见于生理情况和病理情况，正常人饮水过多或在寒冷、精神紧张等环境下会尿频；泌尿系统疾病和神经源性疾病的患者也会尿频。尿量每 24 h 超过 2 500 ml 者为多尿；每天尿量＜400 ml 或者每小时的尿液生成量＜17 ml 者为少尿；每天尿液总量＜100 ml 者为无尿或尿闭。正常情况下新鲜的尿液多呈淡黄色，尿液的颜色受浓缩程度和食物、药物等影响，尿液放置后可出现少量絮状沉淀物，这是上皮细胞、核蛋白、黏蛋白代谢的产物。尿液呈弱酸性，比重在1.015～1.025。肾脏疾病患者的尿液会发生很大的变化，如血尿、脓尿、乳糜尿、糖尿、蛋白尿、酮体尿等。这是肾脏疾病给机体发出的信号，应引起足够重视，早诊断、早治疗、早康复。

肾脏髓质部分对尿液的浓缩和稀释有重要作用，髓质越发达，髓袢越长者，尿液浓缩功能亦强。尿液的浓缩、稀释与肾脏髓质的渗透状态和渗透梯度有密切关系。

集合管是尿液稀释和浓缩的主要部位，尿量的多少和渗透压高低取决于远端小管和集合管对小管液的重吸收。它与髓质的高渗梯度和血管升压素的作用关系密切。因此，肾脏髓袢升支粗段进入远曲小管的液体是低渗的，低渗液由远曲小管进入集合管后，在流向肾乳头方向时仍处于肾髓质高渗梯度环境中。在血管升压素作用下，集合管对水的通透性明显提高，对水重吸收增强，所以小管液中的水分越来越少，渗透压也越来越高，这就是尿液被浓缩成高渗尿的过程。当机体高度缺水时，每天的尿量只有300～400 ml，尿液的渗透压有时可高达1 150～1 450 mOsm/（kg・H_2O），比血浆高4～5倍。当机体内环境水分过多时，超过机体代谢能力，远曲小管和集合管对水的通透性很低，缺少血管升压素对其的调节作用，肾髓质对水分的吸收很少，而Na^+仍然被重吸收，导致小管液的渗透压更低，最终形成量多而且渗透压低于血浆的低渗尿，其日尿量最高可达23L，渗透压可低至30～40 mOsm/（kg・H_2O）。

第九节　中医对肾的认识

中医对肾的认识不仅仅是解剖意义的肾脏，其区别于西医学，前者以古代阴阳学说、五行学说、精气学说等哲学思想为基础，按五脏六腑、经络理论进行疾病的辨证诊治，强调整体观念；现代西方医学则以细胞分子生物学为理论基础，认识疾病从具体、客观的方面入手，强调现代解剖理论，针对生理机制、病理变化进行疾病诊治。

中医对肾的认识具有完整的理论体系，在肾脏病的临床治疗中也取得了很好的效果。中西医结合治疗肾脏病具有独特优势，现已被越来越多的人所接受。

一、肾的生理功能

中医认为，肾位于腰部两侧，左右各一。古代文献对肾的记述很多，《内经·素问》说："腰者，肾之府，转摇不能，肾将惫矣。"这是说腰是肾的所藏之处，故腰为肾之府，如果腰不能转侧摇动，是肾气衰败之象。

肾的生理功能包括藏精、主水、主纳气。"肾主蛰、主藏精"，蛰是指蛰藏，又被称为"封藏之本"。肾精能够化为肾气，肾气又分阴阳，全身脏腑之阴阳皆受肾阴和肾阳的统御，故肾又称为"五脏阴阳之本"。

肾主骨生髓，通于脑，荣于发，开窍于耳及二阴。中医认为肾与骨的关系密切，肾精促进骨的生长发育。肾精充足可以充养骨、脑、耳、发、二阴等，肾精充则眼眶饱满，神清耳聪，发黑亮泽，二阴丰盈。下面就肾的主要生理功能进行阐述。

（一）肾藏精，主生长发育和调节其他脏腑的气化

1. 肾藏精　肾藏精是指肾具有封藏"精"的生理功能。肾将精藏于肾中，使其能发挥正常的生理效应而不无故流失，这归于肾气的闭藏功能与激发功能的协调。

"精"是人体的精华物质，是人体生命的最基本物质，是脏腑能够正常运行的物质基础。"精"可分为先天之精和后天之精，前

者禀受于父母的生殖之精，而后者来源于饮食水谷运化出的精微物质。人体之精，是以先天之精为本，并得到后天之精的不断充养。人体之精封藏于脏腑之内，但主要藏于肾中。后天之精经脾胃的散精作用将精散至各脏腑，则为脏腑之精，精化为气以推动和维持各脏腑的生理功能。各脏腑又将自己化生的精气传输给肾，以充养先天之精。故先天之精是肾精的主要成分，又赖后天之精的充养。先天之精和后天之精相互为用又互相资助，只有精气充盛，机体才能健壮，力量才能强大。

2. 主生长发育和生殖　当机体生殖功能发育成熟时，肾精又可化为生殖之精以藏泄。肾藏精，精化气，肾精和肾气调节着人体的生长发育。人体的生长发育可以从“骨、齿、发”的变化体现出来。肾精充足，在婴儿期则乳牙更换快，行走早，说话早；在青年期则形体充，牙齿坚实，发黑亮。如果肾精不足，婴儿期可出现五迟（站迟、齿迟、语迟、行迟、发迟），五软（头项软、手软、足软、肌肉软、口软）等现象；在青年期则筋骨瘦弱，牙齿弱小不坚实，发枯黄。

随着肾精和肾气的不断充盈，人体内会产生天癸。天癸是肾精和肾气充盈到一定程度而化生的一种精微物质，它具有调节生殖器官的继续发育和维持人体生殖功能的作用。天癸的到来，女子会出现月经来潮，男子则会出现遗精，这是性器官已经发育成熟、具备生殖功能的表现。人至中年后，肾精和肾气由盛转衰，天癸也随之衰退直至枯竭。失去了天癸的调节作用，生殖功能逐渐衰退，生殖器官慢慢萎缩，直至丧失生殖能力，大约女子七七四十九岁、男子七八五十六岁，渐而进入老年期。所以肾精和肾气的充盛与否决定着生殖功能是否正常。

肾藏精，主司人体生长发育和生殖，故临床上治疗生长发育迟缓、生殖能力低下或功能性不孕症等疾病，以及优生优育、养生保健时，多从补养肾精、肾气入手。

3. 推动和协调脏腑气化　脏腑气化是指脏腑之气调控着各脏

腑形体官窍的正常生理活动的过程。肾精所化的肾阴、肾阳在推动和调节脏腑气化的过程中起着重要作用。

肾阴是指具有宁逸、凉润、抑郁、凝聚等作用的部分；肾阳是具有推动、温煦、宣散、激发等作用的部分。肾阴与肾阳相互制约，又协调共济，共同使肾气畅达冲和，全身脏腑之阴阳皆受肾阴和肾阳统御。

肾阳是一身阳气之源，它推动和温煦全身脏腑形体官窍，又是促进精血津液的化生和运行输布的动力之源，即“有形化无形”的变化过程。若肾阳充盛，则脏腑形体官窍得以温煦，其功能活动也得以推动，故各种生理活动得以正常发挥。若肾阳不足，则会出现脏腑功能减退，机体畏寒怕冷，四肢不暖，脏腑水液不化等虚寒性疾病。

肾阴为一身阴气之根本，它代表着抑制全身脏腑形体官窍的各种功能，使之平缓、凉润，进而抑制机体气化，并使气凝聚成精血津液的过程，即“无形化有形”的变化过程。当肾阴充足时，脏腑功能活动得以调控而不至于亢奋。当肾阴不足时，则脏腑功能虚性亢奋，精神躁动不安，发为虚热性疾病。

肾阴、肾阳是人体生命活动的根本，它统御着脏腑的阴阳平衡变动，又被称为“五脏阴阳之本”。而脏腑之精、气、阴、阳不足的病变，最终也会损及肾之精、气、阴、阳，故有“久病及肾”之说。如风湿痹证日久导致肝肾不足，哮喘病日久导致肾虚之虚喘等。

（二）主水液

中医认为“肾主水”，是指肾气具有主司和调节全身水液代谢的功能。它对水液的生成、输布、排泄起着重要的作用，故素有“肾为水脏”之称。

水液的生成、输布和排泄是一个比较复杂的过程，肾在调节水液代谢方面起着主要作用，此外还有脾和肺的参与。食物和水通过胃肠，经胃的受纳腐熟和脾的运化转输，脾将水谷精微物质吸收并散精于肺，再经肺的宣发输布营养周身。在此过程中，一部分水液运至皮毛肌腠被化为汗液排出体外；而经脏腑形体官窍利用后所产生的大量浊液，又赖于肺气的肃降功能将其运送至肾或膀胱，再经肾的蒸腾气化作用，将浊液化为尿液排出体外。由此可见，体内水液输布和排泄是在脾、胃、肺、肾、膀胱等脏腑的共同作用下完成，需要各脏腑阴阳协调平衡才能正常进行，但肾又是一身阴阳之根本，肾阳的蒸腾气化作用是水液运行的动力。当人到老年，肾阳虚衰，温煦和气化功能减退，则出现腰膝酸软，下肢畏寒，夜尿次数增多，小便清长，小便无力或不畅等病症。

（三）主纳气

所谓“纳气”，意即摄纳、容纳、收纳。肾主纳气是指肺吸入自然界之气后，肾能维持呼吸的深度，防止其呼吸过于表浅。肺主司呼吸，呼气运动则是肺气宣散功能的体现，而吸气运动是肺降气功能的体现。人体所吸入的自然界之气，由肺气沉降下达于肾，经过肾气的摄纳潜藏，使肺的呼吸运动保持在一定的深度，有利于气体的交换。肾的纳气功能是肾藏精功能在呼吸运动中的体现。若肾精所化之肾气充沛，摄纳有度，则呼吸运动均匀和谐。若肾精所化肾气不足，摄纳无力，肺吸入的自然界之清气不能下达于肾，则会出现呼吸表浅，动则气喘，这是慢性支气管炎和久病哮喘等的发病机制之一。

肾在五行中属水，而肺在五行中属金，依五行相生规律，金能生水。故肺病日久不愈会导致肾纳气功能失常。所以久患肺病者，治肺的同时也要填补肾精，这种治法称肺肾同治法，即“金水相生”疗法。

综上所述，肾藏精是肾最基本的功能，而其主生长生殖、主水及纳气的功能，都是肾藏精功能的具体体现。肾精化生肾气，肾精和肾气共同主持着人体的生长和生殖；而肾气又分阴阳，肾阴与肾阳是一身脏腑形体官窍阴阳的根本，是脏腑气化调节器，主司和调节体内的水液代谢；肾的藏精与摄纳作用，在维持呼吸的深度和水液的代谢方面起着重要作用。

二、肾的生理特性

肾的生理特性主“蛰”，这是指肾具有潜藏、蛰伏、闭藏的生理特点。肾藏精，主生长生殖、主纳气、主司二便等功能，都是肾主蛰藏的生理特性的体现。

“蛰”亦蛰守，是指肾中之相火潜藏于肾中，以发挥其温煦和推动等作用。“相火”与“君火”是相对而言的，“君火”乃是心中之阳气所化之火，而肾中相火又称为“少火”和“命门之火”。相火潜藏于肝肾，以潜藏守位，主协调各脏腑，像传说中的“龙潜海底、雷寄泽中”。生理状态下，心神清明充沛，机体的生命活动有条不紊地进行着，相火潜藏守位于肾中以发挥其温煦和推动作用。

（一）肾与骨、髓、齿、发的内在关系

肾主骨生髓，是肾精所化肾气促进机体生长发育功能的体现。肾藏精，精能生髓，骨的生长健壮有赖于髓的不断充盛为其提供足够的营养物质。肾精充足，髓的化生有源，骨骼得到髓的营养，从而发育坚固有力；若肾精受损，髓的生化乏源，不能充养骨骼，婴幼儿则会出现囟门迟闭、行迟、齿迟等，中老年人则会出现骨质疏松脆弱、易于骨折等病变。

“髓”可分骨髓、脑髓和脊髓，三者皆由肾精所化。所以肾精的充足与否，不仅影响骨骼的发育是否正常，还影响脊髓和脑髓的充盈与否。脊髓与脑相连，髓聚而为脑，故《内经·素问》曰：“脑为髓之海。”所以肾精充足，髓海得养，脑聪目明，则思维敏捷，精神焕发；若肾精不足，髓的化生乏源，脑失所养，可见脑转耳鸣、胫软眩冒、两目昏花、懈怠嗜卧。由此可见，脑的功能

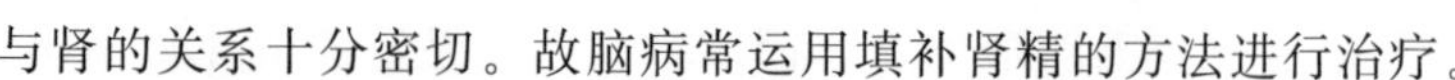
与肾的关系十分密切。故脑病常运用填补肾精的方法进行治疗。

骨与齿都是人体中比较坚固的物质，都靠肾精的充养，古文献曰："齿为骨之余。"若肾精不足，婴幼儿会出现齿迟，中老年人会出现牙齿松动，甚至脱落。

发的正常生长赖于血液的滋养，古文献曰："发为血之余。"但发的生长根源于肾，因为肾藏精，精可化血，血可充精，所以精血旺盛，则毛发粗壮、黑亮、有光泽。发的生长、色泽、脱落等情况能间接反映肾精的盛衰。青少年的精血旺盛，发质黑亮润泽；而中老年人，发白并逐渐脱落，皆属肾精衰减，精血化源不足，发失所养而致。

（二）肾与耳和前后二阴的关系

耳朵是人体的听觉器官，耳朵的听觉功能是否正常与肾精的盛衰密切相关。肾精充足，精化髓，髓海得以充养，则听觉灵敏。反之，若肾精不足，则髓海空虚，耳鸣头眩，耳不能闻。

二阴，是指前后二阴。前后二阴是排泄粪便、尿液和废物的器官，并有生殖的作用。二阴主司二便，尿液的生成及排泄依赖于肾气的蒸腾气化和摄纳作用，若肾气的蒸腾气化及固摄作用失常，则可出现遗尿、尿频、尿急、尿少等疾病。肾气对大便也有鼓动和统摄作用，若肾气亏虚，无力推动大肠运化，则会出现气虚便秘，或肾气亏虚，固摄不能，则可导致大便失禁，久泄滑脱，如五更泻。

前阴有外生殖器，它的生殖功能受肾精及肾气的影响，故前阴又称之为"外肾"。肾精充足，精血旺盛，前阴丰满健壮，男子表现为精液及时溢泄，故阴阳充盛而有生殖功能；女子表现为前阴丰腴，毛发亮泽，月事周期规律。若肾精虚损，则可出现性器官的发育不良和生殖能力减退，从而导致男子阳事不举、举而不坚、滑泄梦遗等；女子则会出现子宫发育幼稚化、经带当下不下、当断不止及不孕不育等。

（三）肾和情志的关系

古人养生很注意情志的调摄。人有怒、喜、思、悲、恐等情志变化。恐即恐惧、害怕，它通过气的输布与肾相联系。肾位于下焦，肾精化肾气须经中上二焦才能输布全身。恐干扰肾气的上行布散，反将肾气下行，经常受恐的刺激，久而久之肾气会出现郁滞，会进一步损伤肾气。《素问·举痛论》曰："恐伤肾……恐则气下"即此意。所以养生保健强调怡养心神、调摄情志，避免不良情志刺激。

（四）肾与唾液的关系

唾液是口腔内分泌的一种液体，其中唾是唾液中比较稠厚的部分，为肾精所化，在肾气的推动下，经过肝、膈、肺等的运输开口于舌下金津、玉液二穴，有滋润口腔、帮助消化食物及回滋肾精的功能。

（五）肾与节气的联系

五脏与自然界四时阴阳相通应，肾在五行中属水，肾在节气中主冬。冬季是一年之中最寒冷的季节，此时万物收藏。肾藏精，为封藏之本，与冬季的一派冰冻封藏现象有相同的意义，故以"肾"应"冬"。《素问·诊要经终论》说："十一月……冰复，天地合，人气在肾。"中医认为自然界和人是一个统一的整体，相互影响，不可分割，这就是中医的整体观念。所以冬季宜养肾精，当早睡晚起，冬季应多食用滋润的膳食，以滋阴潜阳，发挥冬季藏精的天时之利。

第二章

肾脏疾病的早期信号

第一节　何为疾病的信号

疾病的信号就是身体出现异常变化或不适征象。中医强调“有诸内必形诸外”，即身体内部如果出现了疾病，就会有相应的症状或体征在身体的外部表现出来。

中医强调“治未病”，这一观点早在数千年前的《黄帝内经·四气调神大论》中就已经提出，其强调疾病虽未发生，但在出现某些先兆或处于萌芽时就应采取积极有效的措施，从而防止疾病的发生和发展。健康与疾病之间没有截然的界限，关注“亚健康”状态其实与中医的治未病不谋而合。

《素问·刺热篇》云：“肝热病者左颊先赤，心热病者颜先赤，脾热病者鼻先赤，肺热病者右颊先赤，肾热病者颐先赤，病虽未发，见赤色者刺之，名曰治未病。”这段话也证实了发现疾病早期信号的重要性，在疾病出现早期信号时，就应采取积极的措施，这样就可以避免很多危重疾病的发生，从而提高生活质量。

一、肾脏病的早期信号易被忽视

为什么肾脏病的早期信号容易被忽视呢？谚云：“天黄有雨、人黄有病。”人出现黄疸，常为肝胆疾病的先兆，提示人们尽快就医。中年男性在过度饮酒、情绪激动之后突然出现心前区疼痛，这也会引起其足够的重视。但肾病的早期往往无明显症状或仅表现为腰酸、腿软、乏力等，不足以引起人们的重视。因此，肾病被称为“哑巴病”，也有“肾脏病不呻吟”之说，充分体现了肾病早期的隐匿性。

二、肾脏病的早期信号被忽视后的结果

肾脏通过源源不断地产生尿液，排泄体内的代谢废物，调节水、电解质及酸碱平衡，维持机体内环境稳定，同时分泌调节血压、骨代谢及红细胞生成的激素。肾脏与机体其他器官也有密切关系，慢性肾脏病患者心血管疾病的患病率要远高于正常人群，慢性肾脏病患者还可以并发高血压、贫血、骨骼病变、营养不良、性功能下降等。慢性肾脏病防治不及时将进行性发展至尿毒症，最终需要进行透析或肾移植治疗，给家庭和社会带来沉重的负担。

相关调查表明，有近 20％的肾脏病患者由于缺乏防治知识，首次就诊时病情已到了中晚期，甚至有部分患者一经发现已经是尿毒症。这也告诫我们，要重视疾病的早期信号，早发现，早诊治。

第二节　肾脏疾病预警及恶化的信号

一、夜尿次数增多及尿量的变化

正常人的尿量为 1 000～2 000 ml/d，这与水的摄入量和失水量等密切相关。若 24 h 尿量多于 2 500 ml 者为多尿；24 h 尿量少于 400 ml 者为少尿。无论尿量增多还是减少，都可能是肾脏疾病的表现，可以从以下几个方面简单分析。

1. 总尿量未显著改变　仅排尿的次数增多，每次的尿量较少，伴有尿急、尿痛、下腹不适，可能为尿路感染、泌尿系结核、前列腺增生等。

2. 总尿量显著增多（短时间摄入水量过多引起尿量增多不考虑在内） 多见于慢性肾脏病肾小管功能受损，由于尿液浓缩功能下降，夜尿量会增加。

3. 总尿量显著减少 肾小球及肾小管的病变均可引起。当伴有发热、腰痛、尿频、尿急、尿痛时，见于急性尿路感染；当伴有血尿、蛋白尿、高血压和水肿时，见于急性肾炎、慢性肾炎、肾衰竭等。

二、尿频、尿急、尿痛

膀胱刺激征表现为尿频、尿急、尿痛三大症状。具体而言，“尿频”是指小便次数增多；“尿急”是指一有尿意须立即如厕排尿；“尿痛”是指排尿时或排尿后疼痛的感觉，痛处可出现于会阴部、耻骨联合上区和尿道内，呈挛缩样或烧灼样痛。常见于肾盂肾炎、膀胱炎、尿道炎、肾积脓和肾结核等。

三、尿液中泡沫增多

正常尿液当中也会出现少许泡沫，但其在短时间内可以消退。若尿液中泡沫较多而放置较长时间仍不消退，往往提示尿液中有蛋白质溢出。那为什么会形成泡沫呢？是尿液中的蛋白质成分导致尿液表面的张力增加所致。蛋白尿见于多种肾脏疾病，当肾脏发生病变时，肾小球滤过膜的通透性增高，大量蛋白质滤过到肾小球滤液中，远远超过了肾小管的重吸收能力，蛋白质进入终尿形成蛋白尿。

蛋白尿对机体的损害是多方面的。蛋白质从尿液中大量丢失可使血浆白蛋白下降，形成低蛋白血症。大量持续蛋白尿可直接损害肾脏，导致肾功能下降。

正常人在高温环境中、剧烈运动、高热和受寒等状况下会出现一过性蛋白尿，所以出现蛋白尿不代表一定患有肾脏疾病。

四、血尿

正常新鲜尿液较清亮，呈淡黄色，放置后可出现浑浊，这主要是盐类物质沉淀的结果。为什么会出现血尿呢？一般来说，泌尿系统疾病是血尿常见的原因。血尿可分为镜下血尿和肉眼血尿，镜下血尿的尿液颜色变化不明显，肉眼血尿根据出血量的多少而呈不同的颜色，可以呈浓茶色、酱油色或呈红色。当尿液呈淡红的洗肉水样，提示每升尿液含血量超过 1 ml，出血严重时可呈血性尿液。肾脏出血时，尿液与血液混合均匀，尿液呈暗红色；膀胱或前列腺出血时，尿色鲜红，常夹有血凝块。

尿液呈红色需要鉴别，有可能是服用某些药物或食物所导致，如大黄、利福平等。当发现尿液颜色异常时，应及时就诊，寻找原因。

五、腿软、乏力

在日常生活中，人们对于腿软、乏力不会过多重视。因为腿软、乏力为临床上常见却缺少特异性的症状。当轻微运动或从事一般劳动后即感到疲乏无力，但通过休息之后体力有所恢复，只是不如以前，这时候您应该做进一步检查，如尿常规、肾功能、肾脏超声等，有可能及早发现肾脏疾病，及早进行治疗。

六、经常腰背痛

在正常情况下，腰部无异常感觉，当出现疼痛的时候往往提醒您应该注意了。引起腰痛的病因非常多，有外伤性、炎症性、退行性变、先天性疾患、肿瘤性疾患等。腰背痛与泌尿系统有关的病因常见以下几种情况：急性肾炎、慢性肾炎，急性肾盂肾炎、慢性尿路感染，泌尿系结石、结核、肿瘤，肾下垂，肾积水等。

七、面色变黄、变苍白

中医强调“望、闻、问、切”四诊合参，其中望包括望面色。“有诸内必形诸外”，当面色出现改变时，也能在一定程度上反映内在的疾病。

面色苍白：此时多提示贫血。肾脏是促红细胞生成素的主要分泌器官，当肾脏出现病变时，促红细胞生成素的分泌也会减少。此外，慢性肾脏病也存在铁和叶酸等造血原料的缺乏、尿毒症毒素致红细胞寿命缩短等均可导致贫血发生。

面色萎黄：尿毒症患者面色往往萎黄如土，其机制除贫血外，主要与尿毒症毒素如类胡萝卜素或尿色素沉着有关。另外，与促黑色素激素过多导致黑色素沉积增多也有关。

八、面部、肢体甚至全身水肿

肾脏疾病水肿的特点是首先发生在组织疏松部位，如晨起眼睑或颜面部水肿，午后多消退，劳累后加重，休息后减轻。严重时水肿可出现在身体低垂部位，如双脚踝内侧、双下肢、腰骶部等，有时可形成胸腔积液或腹腔积液，水肿病势发展较为迅速。肾性水肿的基本病理改变为水钠潴留，根据病情程度可分为肾炎性水肿和肾病性水肿。

九、关节及周围软组织出现明显的红、肿、热、痛

如果脚趾关节经常红、肿、热、痛，而且固定在一个关节上，这时应想到可能是痛风发作，应到医院检查血尿酸和尿液分析。高尿酸血症可导致急性痛风性关节炎反复发作。部分患者在痛风发作前并无其他症状，仅有血尿酸增高，称为高尿酸血症。痛风急性发作常起病急骤，又以夜间突然发作居多。开始为单关节红、肿、热、痛，并有活动障碍，多累及拇趾（占 90%），有时也出

现在跖、踝、膝、指、腕、肘关节，常伴有畏寒、发热、白细胞增高等全身表现。长期反复急性发作又可转为慢性痛风，尿酸结晶可沉积在关节及附近组织形成痛风结石（又称痛风结节），并可引起慢性痛风性关节炎和关节畸形，还有约 1/3 的患者肾脏可因此受累而发生肾结石或尿酸性肾病，进而导致肾功能衰竭。

十、感冒对肾脏的影响

上呼吸道感染容易引发急性肾炎，感冒也是血尿、蛋白尿反复出现与加重的重要诱因。有时候感冒对于肾病患者是致命打击，它可以使肾衰竭快速进展，甚至发展成为尿毒症而威胁患者的生命安全。同时，因为肾病患者长期丢失大量蛋白质，营养状况不佳，抵抗力下降，因此也极易感冒，这也是肾脏病易于反复的重要原因之一。

十一、高血压与肾脏病

2020 年《中国高血压防治指南》界定正常血压的收缩压为 90～120 mmHg，舒张压为 60～80 mmHg，120～139/80～89 mmHg 为正常血压高值；140～159/90～99 mmHg 为 1 级高血压；超过 160/100 mmHg 为 2 级高血压。

高血压会导致肾脏疾病，但也可以是肾脏受损的迹象。肾小球病常伴高血压，90％以上的慢性肾衰竭患者合并高血压，持续存在的高血压会加速肾功能恶化，肾脏病引起的高血压与其他高血压一样，也会出现头痛、头昏、眼花等症状。但有些患者由于长期血压较高，对高血压症状已经耐受，故没有任何不适的感觉。所以，单凭有无症状来判断血压是否升高是不可取的。

因此需要注意：①初次发现高血压，必须做全面检查明确有无肾脏病，尤其是 40 岁以下，或伴糖尿病、冠心病、高脂血症、高尿酸血症和痛风，有水肿、尿液泡沫多、夜尿多和腰酸等，或有肾脏病家族史者；②对于高血压的治疗，保护肾脏非常重要，应定期进行肾脏检查，及时调整治疗方案；③当高血压变得难以控制时，应考虑是否合并了肾脏病；④当同时有高血压和肾脏病时，降压药的选择和使用必须慎重。

十二、贫血

有些患者因为无明确肾脏病史，因面色苍白去医院就诊，查血红蛋白下降，被诊断为贫血，按照贫血进行治疗，而忽视了肾脏疾病导致的肾性贫血，最终发展至尿毒症。

贫血的原因很复杂，当肾实质损害时，肾脏产生的促红细胞生成素（EPO）减少是慢性肾衰竭贫血的主要原因；尿毒症产生的毒素抑制骨髓生成红细胞，因而使红细胞生成减少；且肾衰竭时红细胞受毒素的影响寿命缩短；同时，铁的摄入减少、叶酸缺乏、体内缺乏蛋白质等也是引起肾性贫血的原因；此外，肾衰竭时凝血功能障碍，患者常有出血倾向，鼻出血、牙龈出血、胃肠道出血以及女性月经增多等失血因素也加重了贫血。贫血是肾衰竭患者常见的并发症。

十三、食欲不振

不思饮食、食欲下降是最常见的消化道症状，除了肝脏、胃肠道本身的疾病外，肾脏衰竭患者往往以食欲不振为首发症状。肾衰竭患者的尿素在消化道内浓度增加，在肠内生成氨刺激胃肠道黏膜。严重的酸中毒、电解质紊乱均可影响胃肠道的功能，从而导致食欲下降。特别要注意的是，当患者口中有氨气味时，有可能是肾衰竭，应进一步确诊，以免延误病情。

十四、抽筋

抽筋往往提示体内缺钙，引起低血钙的原因除肠道疾患引起钙的吸收减少、甲状旁腺激素分泌减少、维生素D代谢障碍、肿瘤、急性出血性胰腺炎等因素外，慢性肾衰竭也是重要的原因，这与活性维生素 D 水平降低、胃肠道钙吸收减少及尿钙排泄增多等有关。故当频繁出现肢体抽筋时，应注意辨别是否为肾脏病导致。

十五、皮肤瘙痒

很多疾病的临床症状都可表现为皮肤瘙痒，而肾病患者出现皮肤瘙痒时千万不可大意。尿毒症期的皮肤瘙痒是体内毒素水平升高、高磷酸盐血症、继发性甲状旁腺功能亢进等所致，约半数患者出现全身性的瘙痒、抓痕，严重影响生活和心理，这种情况下还需检测血磷、甲状旁腺激素。

第三节 常见实验室检查及意义

一、留取尿液应注意的问题

1. 收集尿液的时间 任何时间排出的尿液都可以做常规检查。一般为观察肾病患者结果的变化情况，则最好采用清晨起床第一次新鲜尿液送检。

2. 送检尿量 一般 10 ml 左右，如果测尿比重，则不能少于 50 ml。

3. 留尿标本应取中段尿 即先排出前段尿液，以冲掉留在尿道口及前尿道的细菌及残留组织，然后将中段尿留取送检。

4. 应注意不要把非尿成分带入尿内 如女性患者不要混入白带及月经（应避开女性月经期），男性患者不要混入前列腺液等。

二、尿检项目

尿检各项目参考值与表示方法见表 2-1。

表 2-1　尿检各项目参考值与表示方法

项目	参考值	表示方法
尿蛋白（PRO）	阴性	（-）
潜血（BLD）	阴性	（-）
酮体（KET）	阴性	（-）
葡萄糖（GLU）	阴性	（-）
胆红素（BIL）	阴性	（-）
尿胆素（URO）	阴性或弱阳性	（-）或（±）
亚硝酸盐（NIT）	阴性	（-）
酸碱度（pH）	5.0～7.5	pH 5.0～7.5
白细胞（LEN）	阴性	（-）
尿比重（SG）	1.003～1.030	

三、尿液检查中各项目的意义

1. 蛋白尿　每天（24 h）蛋白尿超过 150 mg，尿蛋白测定结果为阳性，则称为大量蛋白尿。

某些生理状态下也会出现暂时蛋白尿增多，常见于剧烈运动后（运动性蛋白尿）、体位变化（体位性蛋白尿）、身体突然受冷暖刺激或进食大量蛋白质食物后等。这些情况下，肾小球内毛细血管收缩或充血，使肾小球通透性增高，肾小管对蛋白质重吸收能力有限。病理性蛋白尿见于各种肾小球肾炎、肾盂肾炎、肾功能衰竭、高血压肾病、糖尿病肾病、妊高征、狼疮性肾炎、放射性肾炎及肾内其他炎症病变、中毒、肿瘤等。

2. 血尿　分为肉眼血尿和镜下血尿两种。离心后，尿沉渣镜检每高倍视野红细胞超过3个为血尿，1L尿液含1 ml血即呈现肉眼血尿。肾小球疾病特别是肾小球肾炎，其血尿常为无痛性、全程性血尿，可呈镜下或肉眼血尿，持续性或间断出现。血尿可以是单纯性血尿，也可合并蛋白尿、管型尿。如血尿患者伴大量蛋白尿或管型尿（特别是红细胞管型），异形红细胞占比超过50%，多提示肾小球源性血尿。

3. 管型 正常尿液中没有管型，或偶见少数透明管型。若尿中出现1个管型，至少可以反映1个肾单位的情况，是肾脏疾病的一个信号，对诊断具有重要意义。宜采集清晨尿液标本做检查，管型尿的出现表示蛋白质在肾小管内凝固。管型尿可因肾小球或肾小管疾病而导致，也可因炎症、药物刺激等使尿蛋白分泌增多而形成，因此不一定是肾脏病变，但若有细胞管型和较多颗粒管型与蛋白尿同时出现，则临床意义较大。

4. 白细胞尿、脓尿和细菌尿 新鲜离心尿液中每个高倍镜视野白细胞超过5个者称白细胞尿；尿液中蜕变的白细胞称脓细胞，故亦称脓尿。清洁外阴后无菌技术下采集的中段尿标本，如每个高倍镜视野涂片均可见细菌，或培养菌落计数超过1 000个/ml时，称为细菌尿，需要考虑尿路感染。

5. 小圆形上皮细胞 正常尿液中，有时可发现少数脂肪变性的小圆形上皮细胞。肾小球肾炎患者的尿液中上皮细胞可增多。若肾小管有病变，可出现许多小圆形上皮细胞。

6. 尿比重异常 尿液的比重在1.003～1.030，婴幼儿的尿比重偏低，尿比重受年龄、饮水量和出汗的影响。尿比重的高低反映了肾小管的浓缩功能，故测定尿比重可作为肾功能试验之一。

7. 尿糖 正常人尿液内可有微量葡萄糖，每天尿液内含糖量为0.1～0.3 g，最高不超过0.9 g，定性试验为阴性。尿糖阳性要结合临床分析，可能是糖尿病，也可能是因肾糖阈降低所致的肾性糖尿，应结合血糖检测及相关检查结果明确诊断。

四、肾功能检查的意义

（一）血尿素氮（BUN）

参考值范围：成人 3.2～7.1 mmol/L；婴儿、儿童 1.8～6.5 mmol/L。

临床意义：升高见于各种原发性和继发性肾小球疾病、肾盂肾炎、间质性肾炎、肾肿瘤、多囊肾等所致的急、慢性肾衰竭；心衰、休克、烧伤、失水、上消化道大出血、高热、甲状腺功能亢进及大手术后等。

（二）血肌酐（Scr）

参考值范围：成年男性 44～132 μmol/L，女性 70～106 μmol/L。

临床意义：人体肾脏的代偿功能十分强大，肾小球滤过率下降 50%以上，血肌酐才会升高。因此，血肌酐升高提示肾小球的滤过功能已明显受损，常见于多种急、慢性肾脏病所导致的肾衰竭。

（三）肾小球滤过率（GFR）

参考值范围：＞90 ml/min。

GFR 在 60～90 ml/min 是轻度降低，为慢性肾脏病 2 期；在 30～59 ml/min 是中度降低，为慢性肾脏病 3 期；在 15～29 ml/min 是重度降低，为慢性肾脏病 4 期；当 GFR＜15 ml/min 为终末期肾衰竭。

（四）血尿酸（UA）

参考值范围：成年男性 150～416 μmol/L，女性 89～357 μmol/L。

临床意义：血尿酸水平升高常见于肾小球滤过功能受损、痛风、肿瘤等疾病，此外亦见于长期使用利尿剂、抗结核药（如吡嗪酰胺）等。

第四节　小儿肾病的早期信号

尿检是早期发现肾病的最简单的方法，但学校和幼儿园在组织儿童体检时往往会忽略尿筛查。由于扁桃体炎、呼吸道感染、黄水疮等感染性疾病和过敏性紫癜都可能累及肾脏，因此提醒家长在为孩子治疗这些病的同时，注意为孩子做尿检。家长也应该留意一些孩子患肾病的信号：如水肿，肾脏疾病水肿的特点是眼睑或面部水肿，午后多消退，劳累后加重，休息后减轻；尿检异常，若在尿常规检查中发现蛋白尿、红细胞、白细胞、尿糖等，都应做进一步的检查以明确病因；尿量过多或过少，正常情况下，婴幼儿 24 h 尿量为 400～600 ml，学龄前儿童尿量为 600～800 ml，学龄儿童尿量为 800～1 400 ml，尿量增加或减少都可能是肾脏疾病发出的信号。

第五节　糖尿病肾病的早期信号

糖尿病肾病主要是糖尿病患者长期血糖控制不佳，迁延发展所导致的最常见并发症。据统计，约 1/3 的糖尿病患者可能出现肾脏并发症。糖尿病肾病的早期症状表现为尿微量白蛋白的升高（＞30 mg/L），夜尿增多，血压升高且居高不下，下肢或踝部水肿。早期糖尿病肾病患者往往容易忽略，而使诊断、治疗贻误。当糖尿病患者的尿常规检测未发现微量白蛋白时，还可以进行眼底的检查明确是否有糖尿病视网膜病变。糖尿病肾病若不及早发现、及时治疗，患者将进一步出现大量蛋白尿，发展至临床糖尿病肾病期。

第三章

常见肾脏病简介

第一节　急性肾小球肾炎

急性肾小球肾炎简称急性肾炎，本病常常急性发作，患者可出现血尿、蛋白尿、水肿和高血压等表现，并可伴有一过性氮质血症。急性肾炎好发于儿童，男性多于女性，常于链球菌感染后1～3周发生，如上呼吸道感染（多为扁桃体炎）、猩红热、皮肤感染（多为脓疱疮）等。本节主要介绍链球菌感染后急性肾小球肾炎。本病起病较急，病情轻重不一，轻者仅可见尿常规及血清补体 C_3 异常，典型者呈急性肾炎综合征表现，重症者可发生急性肾衰竭。本病大多预后良好，常可在数月内临床自愈。

一、临床表现

患者常有疲乏、厌食、恶心、呕吐、嗜睡、头晕、视力模糊（与脑水肿有关）及腰部钝痛等症状。本病典型者可有以下表现。

1. 尿异常　几乎所有患者都有血尿，约30%的患者可有肉眼血尿，常为起病首发症状和患者就诊原因。可伴有轻、中度蛋白尿，少数患者（<20%）可见大量蛋白尿。

2. 水肿　80%以上的患者出现水肿，常为起病的表现，典型表现为早晨起床后发现眼睑水肿或下肢水肿，少数严重者可见全身水肿。

3. 高血压 约80%的患者出现一过性轻、中度高血压，少数患者可出现严重高血压，甚至高血压脑病，表现为头晕、头痛，视物模糊等。

4. 肾功能异常 患者起病早期可出现尿量减少（常在400～700 ml/d），少数患者出现少尿（<400 ml/d）。肾功能可一过性受损，表现为血尿素氮、血肌酐升高。发病1～2周后尿量逐渐增多，肾功能于利尿后数日可逐渐恢复正常。仅极少数患者可发展为急性肾衰竭。

5. 充血性心力衰竭 患者可出现颈静脉怒张、奔马律和肺水肿，常需紧急处理。老年患者发生率较高，儿童患者少见。

6. 免疫学检查异常 起病初期，血清 C_3 及总补体下降，8周内逐渐恢复正常，对诊断本病有重要意义。患者血清抗链球菌溶血素“O”滴度可升高，提示近期内有过链球菌感染。

二、诊断

患者于链球菌感染后1～3周出现血尿、蛋白尿、水肿和高血压，甚至少尿及氮质血症等急性肾炎综合征表现，伴血清 C_3 下降，发病8周内病情逐渐减轻到完全恢复正常者，即可临床诊断为急性肾炎。若肾小球滤过率进行性下降或病情于2个月内未见明显好转者，应及时做肾活检，以明确诊断。

三、治疗

本病以休息及对症治疗为主。急性期应卧床休息，待肉眼血尿消失、水肿消退及血压恢复正常后逐步增加活动量。急性期应予低盐（每天3 g以下）饮食，明显少尿者应限制液体入量。治疗感染灶，如反复发作的慢性扁桃体炎，可在病情稳定后考虑做扁桃体摘除，利尿消肿、降血压，预防心血管并发症的发生。急性肾衰竭患者考虑透析治疗，以帮助患者渡过急性期。本病为自限性疾病，不宜应用糖皮质激素及细胞毒药物。

四、预后

急性肾炎大多预后良好，小儿患者预后优于老年人及成人。绝大多数患者于 1～4 周出现尿量增多、水肿消退、血压恢复正常，尿检结果也常随之好转。但少量镜下血尿及微量尿蛋白有时可迁延半年甚至更长时间。

第二节　慢性肾小球肾炎

慢性肾小球肾炎常简称慢性肾炎，是以蛋白尿、血尿、高血压、水肿伴不同程度肾功能减退为临床特点的一组肾小球疾病。大部分患者病情迁延，进展缓慢，部分患者的病情可急性加重，导致治疗较为困难，预后相对较差。

一、临床表现

慢性肾炎可发生于任何年龄，但以青中年为主，男性多见。多数起病缓慢、隐匿不易觉察。临床表现呈多样性，蛋白尿、血尿、高血压、水肿为其基本临床表现，可伴有不同程度肾功能减退，病情时轻时重，渐进性发展为慢性肾衰竭。

早期患者可自觉乏力、疲倦、腰部疼痛、食欲不振，有或无水肿，一般不严重，有的患者可无明显不适。实验室检查多为轻到中度尿异常，尿蛋白常在 1～3 g/d，尿沉渣镜检红细胞增多，可见管型，血压正常或轻度升高，肾功能正常或轻度受损，这种情况可持续数年，甚至数十年，随后肾功能逐渐恶化并出现相应的临床表现（如贫血、血压升高等），最终进入尿毒症期。有些患者可以高血压为突出或首发表现，血压持续性中等以上程度升高，患者可有眼底出血，甚至视盘水肿，如血压控制不佳，肾功能恶化较快，预后较差。另外，部分患者因感染、劳累等呈急性发作，或用肾毒性药物后病情急骤恶化，及时去除诱因和适当治疗后，病情可有一定程度的缓解，但也可由此而进入不可逆的终末期肾衰竭。多数患者的肾功能呈慢性渐进性损害，肾功能恶化速度与病理类型、是否合理治疗和生活方式等有关。

二、诊断和鉴别诊断

慢性肾炎临床表现呈多样性，个体间差异较大，故要特别注意因某一表现突出而易造成误诊。如慢性肾炎患者以高血压为突出表现而易误诊为原发性高血压，增生性肾炎患者（如系膜毛细血管性肾小球肾炎、IgA 肾病等）感染后急性发作时易误诊为急性肾炎，应予以注意。

凡尿检验异常（蛋白尿、血尿、管型尿）、水肿及高血压病史达一年以上，无论有无肾功能损害都应考虑此病，在排除继发性肾小球肾炎及遗传性肾小球肾炎后，临床上可诊断为慢性肾炎。

三、治疗

对患者而言，慢性肾炎的治疗应以预防或延缓肾功能进行性恶化、缓解临床症状及防治严重并发症为主要目的，而不以消除尿红细胞或轻微尿蛋白为目标。

（一）限制盐的摄入及食物中蛋白质、磷入量

慢性肾炎患者常因水、钠潴留出现容量依赖性高血压，故高血压患者应限制盐的摄入量（＜3 g/d）。

慢性肾脏病 3 期以上的患者应限制蛋白质及磷的入量，采用优质低蛋白饮食，如牛奶、蛋、瘦肉等或加用必需氨基酸或 α-酮酸。

（二）积极控制高血压和减少尿蛋白

高血压和尿蛋白是加速肾小球硬化、促进肾功能恶化的重

要因素，因此积极控制高血压和减少尿蛋白是防治慢性肾炎的重要环节。高血压的治疗目标：若尿蛋白≥1 g/d，血压应控制在 125/75 mmHg 以下；若尿蛋白＜1 g/d，血压应控制在 130/80 mmHg 以下。尿蛋白的治疗目标则为争取减少至＜1 g/d。

（三）对症处理

积极预防感染，注意休息，防治水、电解质和酸碱平衡紊乱，避免使用肾毒性药物如氨基糖苷类抗生素、含马兜铃酸中药等。

四、预后

慢性肾炎迁延反复，病变缓慢进展，最终将进展成尿毒症，需要替代治疗。病变进展速度在个体间差异很大，病理类型为其重要因素，但也与是否重视保护肾脏及合理治疗密切相关。

第三节　IgA 肾病

IgA 肾病又称 Berger 病，是我国肾小球源性血尿最常见的病因，是以反复发作肉眼血尿或镜下血尿，系膜区 IgA 沉积或以 IgA 沉积为主的原发性肾小球病。IgA 肾病的发病率有明显的地域差别，在亚太地区（中国、日本、东南亚和澳大利亚等）、欧洲、北美洲，该病的发病率分别占原发性肾小球疾病的 40%～50%、20%、8%～12%，是终末期肾脏病重要的病因之一。

一、临床表现

IgA 肾病好发于青少年，男性多见。IgA 肾病可呈现原发性肾小球病的各种临床表现，但几乎所有患者均可出现血尿，是原发性肾小球病中呈现单纯性血尿的最常见病理类型，占 60%～

70%。起病前多有感染，常为上呼吸道感染（咽炎、扁桃体炎），其次为消化道、肺部和泌尿道感染。部分患者常在上呼吸道感染后24～72 h出现突发性肉眼血尿，持续数小时至数日。肉眼血尿发作后，尿红细胞可消失，也可转为镜下血尿；少数患者肉眼血尿可反复发作。部分患者起病隐匿，主要表现为无症状性尿异常，常在体检时偶然发生，呈持续性或间发性镜下血尿，可伴有或不伴有蛋白尿。

部分患者可表现为肾病综合征（尿蛋白＞3.5 g/d），严重高血压及肾功能损害，治疗反应及预后与病理改变程度有关。

患者全身症状轻重不一，可表现为全身不适、乏力和肌肉疼痛等。IgA肾病患者早期高血压并不常见，随病情进展，少数患者可发生恶性高血压。

10%～20%的IgA肾病患者在10年内发展为慢性肾衰竭，即每年有1%～2%的患者发展为慢性肾衰竭。IgA肾病已成为慢性肾衰竭重要的病因之一。

二、实验室检查

尿沉渣检查常显示尿红细胞增多，相差显微镜显示以变形红细胞为主，提示肾小球源性血尿，但有时可见到混合性血尿。尿蛋白可为阴性，少数患者出现大量蛋白尿（＞3.5 g/d）。血液中IgA升高者可达30%～50%。

三、诊断

青年患者出现镜下血尿和（或）蛋白尿，尤其是与呼吸道感染有关的血尿，临床可考虑IgA肾病的可能。本病确诊有赖于肾活检的免疫病理检查。

四、治疗与预后

IgA 肾病是肾脏免疫病理相同，但临床表现、病理改变和预后差异较大的原发性肾小球病，其治疗原则应根据不同的临床表现、病理检查综合考虑。

（一）单纯性血尿或（和）轻微蛋白尿

一般不需要特殊治疗，避免劳累、预防感冒和避免使用肾毒性药物为主要治疗原则。对于扁桃体反复感染者，建议做手术摘除，可减少肉眼血尿的发生，降低血液中 IgA 水平，部分患者尿蛋白可减少。此类患者一般预后较好，肾功能各项指标可望较长期地维持在正常范围内。

（二）大量蛋白尿（≥3.5 g/d）或肾病综合征

对于蛋白尿＞0.5 g/d，无论有无高血压的患者，均建议常规给予血管紧张素转换酶抑制剂或血管紧张素Ⅱ受体拮抗剂治疗。蛋白尿≥3.5 g/d，肾功能正常、病理改变轻微者，单独给予糖皮质激素常可使肾功能各项指标保持稳定。肾功能受损者则需联合应用激素及细胞毒药物。病理改变重者，疗效较差，大量蛋白尿长期控制不佳者，常进展至慢性肾衰竭，预后较差。

（三）急进性肾小球肾炎

肾活检病理学检查显示以 IgA 沉积为主的新月体性肾炎或伴毛细血管襻坏死者，临床上常出现肾功能急剧恶化。该类患者应按急进性肾炎治疗，若患者已达到透析指征，应配合透析治疗。该类患者预后差，多数患者的肾功能不能恢复。

（四）慢性肾小球肾炎

可参照一般慢性肾炎的治疗原则，以延缓肾功能恶化为主要治疗目的。

第四节 隐匿型肾小球肾炎

隐匿型肾小球肾炎又称无症状性血尿或（和）蛋白尿，指没有水肿、高血压及肾功能损害，而仅表现为肾小球源性血尿或（和）蛋白尿的一组肾小球疾病。

一、临床表现

临床多无症状，常因出现肉眼血尿或体检发现镜下血尿而就诊；没有水肿、高血压及肾功能损害；部分患者可由于高热或剧烈运动后出现一过性血尿，短时间内可消失；反复发作的单纯血尿，尤其是和上呼吸道感染密切相关者应注意 IgA 肾病的可能。

二、诊断

本组疾病可由多种病理类型的原发性肾小球病所致，但病理改变多较轻。对于单纯性血尿患者（仅有血尿而无蛋白尿），应鉴别血尿来源。此外，应排除由于尿路疾病（如尿路结石、肿瘤或炎症）所致的血尿。确属肾小球源性血尿，又无水肿、高血压及肾功能减退时，即可考虑此病。以反复发作的单纯性血尿为表现者多为 IgA 肾病。应依据临床表现、家族史和实验室检查予以鉴别，必要时行肾活检确诊。

对无症状蛋白尿患者，只有确定为肾小球源性蛋白尿，且患者无水肿、高血压及肾功能减退时，才能考虑诊断本病。在做出诊断前还必须排除功能性蛋白尿（仅发生于剧烈运动、发热或寒冷时）、体位性蛋白尿（见于青少年，直立时脊柱前凸所致，卧床后蛋白尿消失）等生理性蛋白尿，也需排除其他原发性或继发性肾小球病，必要时需行肾活检确诊。

三、治疗与预后

对无症状性血尿或（和）蛋白尿的患者主要是进行定期的临床观察和追踪。在未明确病因前无须特殊疗法。日常生活中避免感染和过重的体力劳动，以免加重病情，同时避免使用肾毒性药物。若患者仅出现少量蛋白尿，不必使用激素和细胞毒药物，也不必使用过多的中草药，以免用药不慎导致肾功能损害。

本病可长期迁延，或间歇性发作，少数患者可自愈。大多数患者肾功能长期稳定，少数患者可有蛋白尿加重，出现肾功能损害，转变成慢性肾炎。

第五节　肾病综合征

肾病综合征是以大量蛋白尿（≥3.5 g/d）、低白蛋白血症（≤30 g/L）、水肿并伴高脂血症和蛋白尿引起的其他代谢异常为特征的临床综合征。按病因可分为原发性及继发性两大类，原发性肾病综合征的病理类型包括：①微小病变肾病；②系膜增生性肾小球肾炎；③局灶节段性肾小球硬化；④膜性肾病；⑤系膜毛细血管性肾炎。导致继发性肾病综合征的常见疾病有过敏性紫癜性肾炎、乙肝相关性肾炎、系统性红斑狼疮性肾炎、肾淀粉样变性、糖尿病肾病等。本节仅介绍原发性肾病综合征。

一、临床表现

肾病综合征临床表现为大量蛋白尿、低白蛋白血症、水肿和高脂血症，即“三高一低”，其中大量蛋白尿和低白蛋白血症为必备的临床表现。患者可有轻、中度水肿或无明显水肿，有的患者可无明显的高脂血症。严重的低白蛋白血症患者，尿蛋白排泄量可能减少而达不到上述标准。

（一）大量蛋白尿

大量蛋白尿是指成人尿蛋白定量≥3.5 g/d，儿童尿蛋白定量≥50 mg/（kg·d）。因患者出现大量蛋白尿，使尿液表面张力升高而产生很多泡沫，形成泡沫尿。肾病综合征患者蛋白尿的程度有很大的个体差异，蛋白尿的形成主要是肾小球滤过膜通透性发生变化，包括滤过膜电荷屏障、孔径屏障的变化，致使原尿中的蛋白含量增多，超出了近曲小管的重吸收。

（二）低白蛋白血症

血浆白蛋白水平常低于 30 g/L 以下。主要是大量白蛋白从尿中丢失所致。此外，患者因胃肠道黏膜水肿导致食欲减退，蛋白质摄入不足、吸收不良或丢失，也是加重低白蛋白血症的原因。临床上部分患者并未出现大量蛋白尿，但也有严重的低白蛋白血症，此时应注意排除肝脏疾病引起的代偿性合成功能下降。肾病综合征患者体内与激素结合的相关蛋白也在尿中丢失明显，可导致内分泌和代谢异常，如部分患者可出现甲状腺功能低下、贫血等。此外，肾病综合征患者还会出现味觉障碍，伤口难以愈合及细胞免疫受损等。

（三）水肿

水肿是肾病综合征的基本特征之一。低白蛋白血症、血浆胶体渗透压下降，使水分从血管腔内进入组织间隙，是造成水肿的主要原因。此外，肾小管钠重吸收增加、毛细血管通透性改变等因素也参与了肾病综合征水肿的发生。水肿好发于组织疏松部位，晨起以眼睑周围、久卧以枕部或腰骶部为明显，活动后以下肢水肿最明显，重症患者可呈广泛性水肿，形成胸腔、腹腔、心包积液，甚至出现急性肺水肿。

（四）高脂血症

高胆固醇和（或）高三酰甘油血症、血清中低密度脂蛋白胆固醇、极低密度脂蛋白胆固醇浓度升高，常与低白蛋白血症并存。其发生机制与肝脏合成脂蛋白增加和脂蛋白分解减弱相关。少数患者有严重的低白蛋白血症，却没有高脂血症，常见于系统性红斑狼疮性肾炎、肾淀粉样变性、合并肝脏疾病等。此外，高脂血症的严重程度与患者的年龄、吸烟史、营养状况、肥胖程度、是否合并糖尿病等因素有关。

（五）并发症

感染、血栓栓塞并发症、急性肾衰竭是肾病综合征的常见并发症。

1. 感染 与营养不良、免疫功能紊乱及应用糖皮质激素治疗有关。常见感染部位依次为呼吸道、泌尿道、皮肤等。感染是肾病综合征的常见并发症，是导致肾病综合征复发和疗效不佳的主要原因之一，严重者可导致呼吸衰竭危及生命，应予以高度重视。

2. 血栓栓塞并发症 由于血液浓缩（有效血容量减少）及高脂血症造成血液黏稠度增加是血栓发生的重要原因。此外，因某些蛋白质从尿中丢失，肝脏代偿性合成蛋白增加，引起机体凝血、抗凝和纤溶系统失衡，加之肾病综合征患者血小板功能亢进、应用利尿剂和糖皮质激素等均进一步加重高凝状态。因此，肾病综合征患者容易发生血栓栓塞并发症，其中以肾静脉血栓最为常见。此外，肺动脉血栓栓塞、深静脉血栓、冠状血管血栓和脑血管血栓也不少见。血栓栓塞并发症是直接影响肾病综合征治疗效果和预后的重要原因。

3. 急性肾衰竭 患者可因有效血容量不足而出现肾血流量下

降，诱发肾前性氮质血症。经扩容、利尿后可得到恢复。少数病例可出现急性肾衰竭，尤以微小病变性肾病居多，发病多无明显诱因，临床表现为少尿甚或无尿，严重者需要临时肾脏替代治疗。

二、诊断和鉴别诊断

诊断包括3个方面：①确诊肾病综合征；②确认病因：必须首先排除继发性疾病和遗传性疾病才能诊断为原发性肾病综合征，尽可能肾穿刺活检进行病理诊断；③判定有无并发症。

三、治疗

肾病综合征的治疗目的在于控制蛋白尿、纠正低白蛋白血症、防治并发症和保护肾功能。

（一）一般治疗

凡有严重水肿、低白蛋白血症者需卧床休息。水肿消失、一般情况好转后，可增加活动量。

给予0.8～1.0 g/（kg·d）的优质蛋白（以富含必需氨基酸的动物蛋白为主）饮食。热量要保证充分，每天每千克体重不应少于30～35 kcal。水肿患者应低盐（<3 g/d）饮食。为减轻高脂血症，应少进食富含饱和脂肪酸（动物油脂）的饮食，多吃富含多聚不饱和脂肪酸（如植物油、鱼油）及可溶性纤维（如燕麦、米糠及豆类）的饮食。

（二）对症治疗

对症治疗主要包括扩充血容量、补充白蛋白、利尿消肿、调脂、抗凝、防治感染等。

（三）免疫抑制治疗

糖皮质激素和细胞毒药物仍然是肾病综合征的主要用药，原则上应根据肾活检病理结果选择用药。

1. 激素治疗 激素使用原则和方法：①起始足量。常用药物为泼尼松 1 mg/（kg · d），口服 8 周，必要时可延长至 12 周。②缓慢减药。足量治疗后每 2～3 周递减原用量的 10%，当减至中小剂量时症状易反复，应更加缓慢减量。③长期维持。最后以最小有效剂量维持半年左右。激素可采取全日量顿服或在维持用药期间以两日量隔日一次顿服，以减轻激素的副作用。水肿严重、有肝功能损害或泼尼松疗效不佳时，可更换为甲泼尼龙（每 4 mg 相当于泼尼松 5 mg）口服。

根据患者对糖皮质激素的治疗反应，可将其分为“激素敏感型”（用药 8～12 周即肾病综合征缓解）、“激素依赖型”（激素减量到一定程度即复发）和“激素抵抗型”（激素治疗无效）三类，其各自的进一步治疗有所区别。

长期使用激素的患者可出现胃肠不适、感染、类固醇糖尿病、骨质疏松、心率增快、血压升高、兴奋失眠等副作用，少数病例还可能发生股骨头无菌性缺血性坏死，需加强监测，及时处理。

2. 细胞毒药物 主要用于“激素依赖型”或“激素抵抗型”的患者，协同激素治疗。临床可用药物有环磷酰胺、盐酸氮芥、苯丁酸氮芥，多使用环磷酰胺。

3. 钙调磷酸酶抑制剂（CNI） 包括他克莫司和环孢素，可用于“激素抵抗型”和细胞毒药物治疗无效的肾病综合征患者。

4. 霉酚酸酯（MMF） 可用于“激素抵抗型”和细胞毒药物治疗无效的肾病综合征患者。

5. 生物制剂 近年来，利妥昔单抗等生物制剂在部分肾病综合征的治疗中获得了较好的效果。

四、预后

影响肾病综合征预后的主要因素有：①病理类型。微小病变肾病和轻度系膜增生性肾小球肾炎预后较好，系膜毛细血管性肾炎、局灶节段性肾小球硬化及重度系膜增生性肾小球肾炎预后较差，约 1/3 的膜性肾病患者 5～10 年也将发展至终末期肾病。②临床表现。大量蛋白尿、严重高血压及肾功能损害者预后较差。③激素治疗效果。激素敏感者预后相对较好，激素抵抗者预后差。④并发症。反复感染导致肾病综合征经常复发者预后差，血栓栓塞尤其肺栓塞可能会危及生命。

第六节　糖尿病肾病

糖尿病肾病（DN）是糖尿病微血管病变导致肾小球硬化的一种疾病，是糖尿病的严重并发症之一，也是糖尿病重要的死亡原因之一。糖尿病患者的肾脏受累率为 20%～40%。随着糖尿病发病率不断升高，DN 已成为我国慢性肾衰竭的重要病因。

一、临床表现

糖尿病肾病多起病隐匿，进展缓慢。临床上根据尿液分析、肾功能指标及肾脏病理改变情况，将 DN 分为五期。

Ⅰ期：无蛋白尿，尿白蛋白排泄率（UAER）和血压正常，肾小球滤过率（GFR）增高 25%～45%，肾脏体积增大，无肾脏病理组织学损害。其初期改变为可逆性，严格控制血糖可恢复。

Ⅱ期：UAER 和血压正常，GFR 仍升高，但肾小球基底膜增厚、系膜基质增多。糖尿病起病后 5～15 年进入该期。

Ⅲ期：早期糖尿病肾病。出现微量蛋白尿，UAER 持续在 20～200 μg/min或 30～300 mg/24 h。血压多在正常范围，但有升高趋势。GFR 轻度升高或在正常范围。肾小球基底膜增厚、系膜基质增加明显，开始出现肾小球荒废。糖尿病起病后 6～15 年进入该期。

Ⅳ期：临床糖尿病肾病或显性糖尿病肾病。UAER 持续在

200 μg/min以上或尿蛋白＞0.5 g/24 h，多数患者血压增高，出现水肿，GFR 开始下降。肾小球荒废明显。糖尿病起病后 10～15 年进入该期。

Ⅴ期：终末期肾功能衰竭。GFR＜10 ml/min。患者出现典型的尿毒症症状，疲倦乏力，食欲减退，血肌酐、尿素氮增高，伴严重高血压、贫血、低白蛋白血症和水肿等，且有糖尿病其他并发症的存在。

二、实验室及其他检查

1. 尿白蛋白排泄率 是诊断早期糖尿病肾病的重要指标，也是判断糖尿病肾病预后的重要指标。目前主张采用晨尿标本测定。UAER 为 20～200 μg/min，临床可诊断为早期糖尿病肾病，判定时至少在 6 个月内连续测定 2～3 次晨尿标本，取平均值达到 20～200 μg/min，当 UAER 持续＞200 μg/min，即诊断为糖尿病肾病。

2. 尿蛋白定量 常规尿蛋白定量＞0.5 g/24 h，可诊断为临床糖尿病肾病。但需排除其他可能引起蛋白尿的原因。

3. 血糖测定 空腹血糖≥7.0 mmol/L；口服葡萄糖耐量试验（OGTT）或餐后 2 h 血糖≥11.1 mmol/L 可诊断为糖尿病。空腹状态指至少 8 h 没有进食热量。

4. 糖化血红蛋白（HbA_1C）测定 标准化检测方法测 HbA_1C≥6.5%可作为糖尿病的补充诊断标准。

5. 血、尿 $β_2$-MG 糖尿病肾病患者早期即可出现血、尿 $β_2$-MG 升高，可作为一项临床检查指标。

6. 肾功能检查 糖尿病肾病晚期肾小球滤过率下降，血尿素氮、血肌酐升高。

7. 眼底检查 糖尿病视网膜病变和肾脏微血管病变可同时存在，一旦出现视网膜病变，需警惕肾脏病变。

三、诊断

糖尿病患者有持续性的蛋白尿，而此时无酮症酸中毒、泌尿系统感染、高血压和发热等因素引起的尿蛋白增多，可考虑糖尿病肾病。根据临床表现、实验室及其他检查可做出诊断。凡出现以下情况应推荐肾活检以进一步明确诊断：①严重血尿或肾炎性尿沉渣改变；②既往曾有非糖尿病的肾脏病史；③糖尿病病史较短而有明显蛋白尿；④1 型糖尿病患者有明显蛋白尿却无视网膜病变。

四、治疗

目前对糖尿病肾病尚无有效的治疗方法，强调早期、严格控制血糖和血压，有效纠正其他危险因素。

1. 生活方式的干预治疗 即控制饮食，禁止吸烟，限制饮酒，减轻体重，适当运动等。糖尿病肾病患者进入临床肾病期后，推荐每天蛋白质摄入量为 0.8～1.0 g/kg，肾小球滤过率下降后减至 0.6 g/kg。摄入的蛋白质 50％应为高生物效价蛋白（如蛋、瘦肉、牛奶、鱼等），为避免低蛋白饮食带来的营养不良，可考虑适量使用复方 α 酮酸制剂。室内工作和轻体力工作者，每天总热量应控制在 25～30 kcal/kg，糖占总热量的 50％～60％，脂肪占总热量的 30％～35％，避免食用高脂食物，植物纤维每天需要量为 27 g 以上。

2. 控制血糖 一般认为血糖控制的目标是空腹血糖＜6.0 mmol/L，餐后血糖＜7.8 mmol/L，HBA_1C＜7％。血糖的控制目标还需要根据年龄、疾病分期等进行个体化调整。

3. 控制血压、减轻尿蛋白 糖尿病肾病患者尿蛋白＜1.0 g/d 时，降压目标为 130/80 mmHg；尿蛋白＞1.0 g/d 时，降压目标为 125/75 mmHg。降压药首选血管紧张素转化酶抑制剂（ACEI）或血管紧张素Ⅱ受体阻断剂，其他降压药也可选用。

4. 控制高血脂 降脂的靶目标：总胆固醇＜4.5 mmol/L，低密度脂蛋白＜2.5 mmol/L，高密度脂蛋白＞1.1 mmol/L，三酰甘油＜1.5 mmol/L。治疗中强调饮食管理，高脂血症者的脂肪摄入量占总热量的25％，可选用他汀或贝特类降脂药物口服。

5. 发展至终末期肾病者（肾小球滤过率＜15 ml/min） 可考虑行腹膜透析、血液透析、胰肾联合移植等替代治疗。

五、预后

糖尿病肾病预后不良，一旦病理上出现肾小球基底膜增厚和系膜增殖，或者临床上出现蛋白尿，则病情将逐步进展至肾衰竭，需要替代治疗。

第七节 尿酸性肾病

尿酸是嘌呤代谢的终末产物，由于嘌呤代谢紊乱使血尿酸生成过多或由于肾脏排泄尿酸减少，均可使血尿酸升高。尿酸在肾组织沉积引起肾功能损害的疾病即为尿酸性肾病。尿酸性肾病是常见病，多见于肥胖、喜肉食者及酗酒者。近年来随着我国经济水平的提高，饮食结构的变化，蛋白质及富含嘌呤成分的食物摄入量增加，本病在我国的发病率逐渐升高。本病如能早期诊断并予以合理的治疗，肾脏病变可减轻或停止发展。如延误诊治或治疗不当，则可发展至肾功能衰竭。血尿酸升高可以继发于某些疾病，如各种慢性肾脏疾病导致的肾功能衰竭、肿瘤性疾病、淋巴增生性疾患等，本文主要讨论原发性高尿酸血症肾病。

一、临床表现

尿酸性肾病的临床表现可分为肾脏表现和肾外表现。肾脏表现包括慢性高尿酸血症肾病、急性高尿酸血症肾病、尿酸结石。

肾外表现主要是指关节病变。

1. 慢性高尿酸血症肾病 本病起病隐匿，多见于中老年患者，男性多于女性。早期表现为轻度腰痛及轻微蛋白尿，蛋白尿为持续性或间断性出现。40%的病例伴有轻度水肿，60%的病例血压中度以上升高。尿酸性结石堵塞肾小管及肾以下尿路可引起血尿和肾绞痛，结石梗阻尿路可继发泌尿系统感染，表现为尿频、尿急、尿痛、发热、腰痛等症状。晚期肾脏病变累及肾小球，血肌酐和血尿素氮升高，可发展至尿毒症。

2. 急性高尿酸血症肾病 起病急骤，由于大量尿酸结晶沉积于肾间质及肾小管内，肾小管管腔被尿酸填充、堵塞导致少尿型急性肾功能衰竭。其临床表现为初期排出尿酸增多，尿液中有多形结晶，有血尿和少量蛋白尿。病变进展时出现少尿和无尿，可伴有腰痛、恶心、呕吐和嗜睡等尿毒症症状。血尿酸和尿尿酸均显著升高。

3. 尿酸结石 尿酸结石的症状主要包括尿路局部的刺激症状、排尿不畅和继发感染三个方面。这些症状因结石的大小、形状、部位和有无感染而异。尿酸结石常呈沙砾状，不易被察觉，仔细观察，尿液中有灰黄色或橘红色、鱼子样大小的沙砾状结石。较大的结石有米粒大小或黄豆大小，可随尿液排出，结石大者可引起肾绞痛及肉眼血尿。有肾绞痛提示尿路梗阻，少数患者呈双侧肾绞痛，活动后出现血尿、排出结石。部分患者出现排尿困难，尿流中断导致尿闭。巨大的结石停留于肾盂、肾盏内，使肾盂、肾盏变形，或引起肾盂积水，压迫肾实质使肾功能更加恶化。

4. 关节病变 当血清尿酸水平超过 420 μmol/L 时，尿酸盐即可沉积于关节及其周围滑囊、软骨部位引起痛风性关节炎。关节病变是尿酸性肾病的主要肾外表现，可呈急性或慢性关节炎的表现。急性关节炎起病急骤，多于 2～6 h 关节疼痛达高峰。发作多在夜间，患者因关节剧痛而醒来。疼痛多侵犯双足第一跖趾关节，其次是足跟部、踝部、手指、肘关节及膝关节容易受累。受累关节局部红、肿、热、痛，运动受限制，常伴有发热、血沉增快，血中白细胞增高。痛风首次发作者 3～10 d 疼痛症状缓解，关节红肿消退。急性痛风性关节炎可反复发作，多与酗酒、不当饮食、过劳或受寒等诱因有关，初次至第 2 次发作多间隔 1 年左右，间歇期无任何症状。

急性痛风性关节炎反复发作，迁延不愈，进入慢性期，关节肿胀疼痛不消退。尿酸结晶沉积于关节及其附近的软骨、滑膜、腱鞘、黏液囊内，使关节长期肿胀、变形、畸形、僵直、活动受限，并形成痛风结节。

5. 其他表现 高尿酸血症患者常伴有肥胖、血脂异常、糖耐量异常或 2 型糖尿病等，统称为代谢综合征。

二、实验室及其他检查

1. 血尿酸检测 血清尿酸氧化酶法测定，正常男性为 150～380 μmol/L，女性为 100～300 μmol/L，一般男性＞420 μmol/L，女性＞350 μmol/L 可确定为高尿酸血症。由于存在波动性，应反复监测。

2. 尿尿酸检测 限制嘌呤饮食 5 d 后，每天尿酸的排出量仍超出 3.57 mmol/L（600 mg），或普通饮食的患者尿酸排泄量＞800 mg/d，可认为尿酸生成过多。

3. 滑囊液或痛风石内容物检查 行关节腔穿刺或结节自行破溃物及穿刺结节内容物检查，在旋光显微镜下，见白细胞内有双折光现象的针形尿酸盐结晶。

4. X 线检查 急性关节炎可见非特征性软组织肿胀。慢性期可见软骨缘破坏，关节面不规则；典型者可见骨质呈圆形或不规则的穿凿样、凿孔样、虫蚀样或弧形、圆形骨质透亮缺损。

5. CT 与 MRI 检查 沉积在关节内的痛风石，CT 扫描表现为灰度不等的斑点状影像。痛风石在 MRI 检查的影像中呈低到中等密度的块状阴影。

三、诊断

尿酸性肾病的诊断需首先明确有无高尿酸血症，凡高尿酸血症合并肾脏受累的表现（如少量至中等量蛋白尿、镜下血尿或肉眼血尿、水肿、尿浓缩功能受损、尿路结石等），尤其伴发痛风性关节炎时，应首先怀疑本病。临床已被确诊为痛风者，应注意检查尿常规和肾功能等，以及时确立尿酸性肾病的诊断。

四、治疗

控制高尿酸血症是防治尿酸性肾病的重要措施。高尿酸血症的防治措施如下。

1. 一般治疗　多饮水，控制饮食。限制高嘌呤食物的摄入量（如动物内脏、海鲜、甜食、饮料、酒类、豆制品等），避免食用过多的肉食，控制蛋白入量，多吃新鲜蔬菜、水果和富含维生素的食物。适当运动，防止超重和肥胖，谨慎使用抑制尿酸排泄的药物，如噻嗪类利尿药等。

2. 药物治疗高尿酸血症　①碱化尿液促进尿酸的溶解，可使用碳酸氢钠；②使用促进尿酸排泄的药物，如苯溴马隆、丙磺舒、磺吡酮等；③使用抑制尿酸生成的药物，如别嘌醇、非布司他。

3. 痛风性关节炎的防治　急性期应止痛，适当减少抑制尿酸生成的药物用量。急性期控制关节疼痛的药物包括非甾体抗炎药、秋水仙碱等，上述药物常规治疗无效或因严重不良反应不能使用者，可考虑使用糖皮质激素短程治疗。慢性期可服用抑制尿酸生成或促尿酸排泄药物稳定控制血尿酸水平，预防急性发作。

第八节　高血压性小动脉性肾硬化症

高血压性小动脉性肾硬化症是指由高血压导致的弓形动脉、

小叶间动脉、入球小动脉硬化性肾损伤，在西方国家是导致终末期肾衰竭的第二位疾病，我国的发病率也日益上升。本病可分为良性小动脉性肾硬化症及恶性小动脉性肾硬化症两种。

一、良性小动脉性肾硬化症

本病是由于长期高血压未能良好控制或年迈者血管逐渐硬化而导致。其结果是肾脏供血不足，导致缺血性肾病。

（一）临床表现

本病多见于 50 岁以上人群，有长期缓慢进展的高血压史（5～10 年），且多有吸烟等危险因素。早期可出现肾小管浓缩功能障碍（表现为夜尿增多、低比重及低渗尿），晚期可出现肾小球功能损害。肾小管功能障碍时，尿常规检查仅有轻度异常，部分患者有少量蛋白尿（多＜1.5 g/d）；当肾小球缺血病变发生后，尿常规检查出现异常（轻度蛋白尿、少量红细胞尿及管型）。肾功能损害发生的同时，常伴随高血压眼底病变及心、脑血管并发症。

（二）防治

本病重在预防，积极治疗高血压是关键。血压控制目标应＜130/80 mmHg，若能耐受应降至更低，这样才可能预防高血压性肾功能损害的发生。血压的控制还需考虑个体化因素，尤其高龄患者可适当提升血压目标值。良性小动脉性肾硬化症发生后，控制高血压仍然是延缓肾功能损害进展的关键。如果肾功能已减退，则按慢性肾衰竭处理。

二、恶性小动脉性肾硬化症

恶性小动脉性肾硬化症是恶性高血压引起的肾功能损害。恶性高血压多见于中青年高血压患者，63％～90％恶性高血压患者会发生恶性小动脉性肾硬化症。

（一）临床表现

本病起病急，进展快。恶性高血压表现为血压突然显著升高，收缩压、舒张压均高，血压可高达 230/130 mmHg。患者可出现剧烈头痛，往往伴有恶心、呕吐、头晕、耳鸣等。恶性高血压患者的肾脏病变十分凶险。患者出现血尿、蛋白尿、管型尿及无菌性白细胞尿，肾功能进行性恶化，常于发病数周至数月后出现少尿，进入终末期肾衰竭。

（二）防治

恶性高血压是内科急症，及时控制高血压是保护心、脑、肾功能的关键。一般首选静脉用药迅速控制血压，随后口服降压药维持。但是，血压也不宜下降过快、过低，以免影响肾脏灌注，加重肾缺血。血压不能控制的恶性高血压患者，预后极差。已发生严重肾衰竭的患者应及时透析治疗。

第九节　尿路感染

尿路感染是指各种病原微生物在尿路中生长、繁殖而引起的尿路感染性疾病。多见于育龄期妇女、老年人及其他免疫力低下人群、糖尿病患者及尿路畸形者。本章主要叙述由细菌感染所引起的尿路感染。

根据感染发生部位可分为上尿路感染和下尿路感染，前者系指肾盂肾炎，后者主要指膀胱炎。肾盂肾炎、膀胱炎又有急性和慢性之分。根据有无尿路功能或结构的异常，又可分为复杂性、非复杂性尿路感染。复杂性尿路感染是指伴有尿路引流不畅、结石、畸形、膀胱输尿管反流等结构或功能的异常，或在慢性肾实质性疾病基础上发生的尿路感染。不伴有上述情况者称为非复杂性尿路感染。尿路感染的常见致病菌多为革兰阴性杆菌，其中以大肠埃希菌最为常见，占全部尿路感染的80%～90%，其次为变形杆菌、克雷伯菌。常见的感染途径有上行感染、血行感染、淋巴道感染等，其发病取决于机体防御能力及细菌的致病力。

一、临床表现

1. 膀胱炎 主要表现为小便次数多、急迫难忍、尿道灼热疼痛、排尿不适、小腹部疼痛等，尿液常混浊并有异味，30%的患者可见血尿，尿后尿道滴血是比较具有特征性的症状。一般较少出现中度以上发热、恶心、呕吐及白细胞增多等全身感染症状。

2. 尿道炎 临床表现类似于膀胱炎，人群中大约有30%的女性会出现发作性尿痛、浑浊尿，中段尿培养常呈阴性或少量细菌生长。

3. 急性肾盂肾炎 可发生于各年龄段，育龄女性最多见。临床表现与感染程度有关，通常起病较急。

1）全身症状：发热、恶寒、头痛、全身酸痛、恶心、呕吐等，体温多在38℃以上，部分患者出现革兰阴性杆菌败血症。

2）泌尿系统症状：小便次数多、急迫难忍、尿道灼热疼痛、排尿困难、小腹部疼痛、腰痛等。腰痛程度不一，多为钝痛或酸痛。部分患者下尿路症状不明显或无症状。

3）体格检查：除发热、心率增快和全身肌肉酸痛外，还可发现一侧或两侧肋脊角或输尿管点压痛和（或）肾区叩击痛。

4. 慢性肾盂肾炎 临床表现复杂，全身及泌尿系统局部表现均可不典型。一半以上患者可有急性肾盂肾炎病史，后出现程度不同的低热、间歇性尿频、排尿不适、腰部酸痛及肾小管功能受损表现，如夜尿增多、低比重尿等。病情持续可发展为慢性肾衰竭。急性发作时患者症状明显，类似急性肾盂肾炎。

5. 无症状细菌尿 无症状细菌尿是指患者有真性细菌尿，而无尿路感染的症状，可由症状性尿路感染演变而来或无急性尿路感染病史。患者可长期无症状，尿常规可无明显异常，但尿培养有真性细菌。

二、并发症

尿路感染如能及时治疗，很少出现并发症；复杂性尿路感染没有及时治疗或治疗不当，可出现下列并发症。

1. 肾乳头坏死 指肾乳头及其邻近肾髓质缺血性坏死，常发生于伴有糖尿病或尿路梗阻的肾盂肾炎。主要表现为寒战、高热、剧烈腰痛或腹痛、血尿等；尿中有坏死组织排出，阻塞输尿管可引起肾绞痛；常合并败血症和肾功能急剧恶化。静脉肾盂造影（IVP）可见肾乳头区有特征性“环形征”。

2. 肾周围脓肿 肾盂肾炎直接扩展而致，多有糖尿病、尿路结石等易感因素。除原有症状加剧外，常出现明显的单侧腰痛，且在向健侧弯腰时疼痛加剧。

3. 革兰阴性杆菌败血症 病情急剧、凶险，患者出现寒战、高热及休克。预后不良，死亡率高。

4. 肾功能衰竭 尿路感染尤其是急、慢性肾盂肾炎可导致肾脏结构和功能受损，从而发展为慢性肾功能衰竭。

三、实验室和其他检查

（一）尿液检查

1. 尿液常浑浊，可有异味 常规检查可有白细胞尿、血尿、蛋白尿。尿沉渣镜检白细胞＞5 个/HP 称为白细胞尿，对尿路感染诊断意义较大；部分尿路感染患者有镜下血尿，尿沉渣镜检红细胞数多为 3～10 个/HP，呈均一性红细胞尿，极少数急性膀胱炎患者可出现肉眼血尿；蛋白尿多为阴性。部分肾盂肾炎患者尿液中可见白细胞管型。

2. 白细胞排泄率 准确留取 3 h 尿液，立即进行白细胞计数，所得白细胞数按每小时折算，正常人白细胞计数＜2×10^5/h，白细胞计数＞3×10^5/h 为阳性，(2～3) $\times10^5$/h 为可疑。

3. 细菌学检查

1）涂片细菌检查：清洁中段尿沉渣涂片，革兰染色用油镜或不染色用高倍镜检查，若每个视野下可见 1 个或更多细菌，提示尿路感染。

2）细菌培养：清洁中段尿细菌定量培养≥10^5/ml，称为真性菌尿，可确诊尿路感染；尿细菌定量培养介于 10^4～10^5/ml，为可疑阳性，需复查；如＜10^4/ml，可能为污染。耻骨上膀胱穿刺尿细菌定性培养有细菌生长，即为真性菌尿。

（二）血液检查

1. 血常规 急性肾盂肾炎患者白细胞常升高，中性粒细胞增多，核左移。血沉可增快。

2. 肾功能 慢性肾盂肾炎患者肾功能受损时，可出现肾小球滤过率下降，血肌酐升高等。

（三）影像学检查

影像学检查包括 B 超、X 线腹部平片、静脉肾盂造影（IVP）、排尿期膀胱输尿管反流造影、逆行性肾盂造影等，目的是为了了解尿路感染情况，及时发现有无尿路结石、梗阻、反流、畸形等导致尿路感染反复发作的因素。

四、诊断与鉴别诊断

根据尿路感染的临床表现、辅助检查等可以明确诊断。凡是有真性细菌尿者，均可诊断为尿路感染。无症状性细菌尿的诊断主要依靠尿细菌学检查，要求两次细菌培养均为同一菌种的真性菌尿。此外还需进行尿路感染的定位诊断，明确有无并发症，判断是急性还是慢性肾盂肾炎。不典型尿路感染还要与尿道综合征、肾结核、慢性肾小球肾炎等疾病相鉴别。

五、治疗

（一）一般治疗

急性期注意休息，多饮水，勤排尿。发热者给予易消化、高热量、富含维生素的清淡饮食。膀胱刺激征和血尿明显者，可口服碳酸氢钠片，每次 1 g，3 次/d，以碱化尿液、缓解症状、抑制细菌生长、避免形成血凝块。反复发作尿路感染者应积极寻找病因，及时去除诱发因素。

（二）抗感染治疗

用药原则：①选用相应致病菌敏感的抗生素。无病原学结果前，一般首选对革兰阴性杆菌有效的抗生素，尤其是首发泌尿道感染者。治疗 3 d 症状无改善，应按药敏结果调整用药。②抗生素应选用在尿液和肾脏作用浓度高的。③选用肾毒性小、副作用少的抗生素。④单一药物治疗失败、严重感染、混合感染、耐药菌株出现时应联合用药。⑤对不同类型的尿路感染给予不同的治疗疗程。

六、预防

坚持多饮水、勤排尿是最有效的预防方法；保持会阴部清洁；尽量避免尿路器械的检查；性交后立即排尿也是有效的预防措施；频繁的尿路感染（≥3 次/年）可在全量治疗清除菌尿之后，长期予以小剂量抗生素预防复发；对留置导尿管的患者予以抗感染药物可以推迟尿路感染的发生，但超过 3 d 预防无效。

第十节　慢性肾衰竭

慢性肾衰竭（CRF）是指各种慢性肾脏病（CKD）进行性发展，引起肾单位和肾功能不可逆性地丧失，导致以代谢产物和毒物潴留、水电解质和酸碱平衡紊乱以及内分泌失调为特征的临床综合征，常常进展为终末期肾衰竭。慢性肾衰竭的晚期称为尿毒症。

慢性肾脏病是指各种原因引起的慢性肾脏结构和功能障碍超过 3 个月，包括 GFR 正常和不正常的病理损伤、血液或尿液成分异常，以及影像学检查异常，或不明原因的 GFR 下降（GFR＜60 ml/min）。慢性肾脏病的防治已经成为世界各国所面临的重要公共卫生问题。目前慢性肾脏病的患病率呈上升趋势，据有关统计，欧美等国家的患病率为 8%～16%。我国成人慢性肾脏病的患病率为 10.8%，患者总人数将近 1.2 亿人，慢性肾衰竭患者超过 200 万人。近 20 年来，慢性肾衰竭在人类主要死亡原因中占第 5～9 位，是人类生存的重要威胁之一。

引起慢性肾衰竭的病因主要有糖尿病肾病、高血压肾小动脉硬化、原发性与继发性肾小球肾炎、肾小管间质病变（慢性肾盂肾炎、慢性尿酸性肾病、梗阻性肾病、药物性肾病等）、肾血管病变、遗传性肾病（如多囊肾、遗传性肾炎）等。在发达国家，糖尿病肾病、高血压肾小动脉硬化已成为慢性肾衰竭的主要病因，包括中国在内的发展中国家，这两种疾病在慢性肾衰竭各种病因中也有明显升高趋势。双侧肾动脉狭窄或闭塞所引起的缺血性肾病是老年慢性肾衰竭的重要病因。

一、CRF 及 CKD 临床分期

我国 CRF 分期方法见表 3-1。

表 3-1　我国 CRF 分期方法

CRF 分期	肌酐清除率（Ccr）（ml/min）	血肌酐（Scr）		说明
		μmol/L	mg/dL	
肾功能代偿期	50～80	133～177	1.6～2.0	大致相当于 CKD 2 期
肾功能失代偿期	20～50	186～442	2.1～5.0	大致相当于 CKD 3 期
肾功能衰竭期	10～20	451～707	5.1～7.9	大致相当于 CKD 4 期
尿毒症期	＜10	≥707	≥8.0	大致相当于 CKD 5 期

美国肾脏病基金会专家组对 CKD 分期的建议见表 3-2。

表 3-2　美国肾脏病基金会专家组对 CKD 分期的建议

分期	特征	GFR 水平（ml/min）	防治目标与措施
1	已有肾损害，GFR 正常	≥90	CKD 诊治；缓解症状；保护肾功能
2	GFR 轻度降低	60～89	评估、减慢 CKD 进展；降低心血管病患病危险
3	GFR 中度降低	30～59	减慢 CKD 进展；评估、治疗并发症
4	GFR 重度降低	15～29	综合治疗；透析前准备
5	肾衰竭（ESRD）	＜15	如出现尿毒症，需及时治疗

二、临床表现

慢性肾衰竭的不同阶段，其临床表现也各不相同。在 CRF 的代偿期和失代偿早期，患者可以没有任何症状，或仅有乏力、腰酸、夜尿增多等轻度不适；少数患者伴有食欲减退、代谢性酸中毒及轻度贫血。CRF 中期以后，上述症状更趋明显。晚期尿毒症患者可出现急性心衰、严重高钾血症、消化道出血、中枢神经系统障碍等，甚至危及生命。

1. 水、电解质紊乱 慢性肾衰竭患者经常出现酸碱平衡失调和各种电解质紊乱，尤其以代谢性酸中毒和水钠平衡紊乱最为常见。多数患者能耐受轻度慢性酸中毒，但如动脉血 HCO_3^- <15 mmol/L，则可有较明显症状，如食欲不振、呕吐、虚弱无力、呼吸深长等。上述症状可能是酸中毒时，体内多种酶的活性受抑制导致的。

水钠平衡紊乱主要表现为水钠潴留，有时也可表现为低血容量和低钠血症。低血容量主要表现为低血压和脱水。钾代谢紊乱以高钾血症常见，也可出现低钾血症。钙磷代谢紊乱主要表现为钙缺乏和磷过多。镁代谢紊乱以轻度高镁血症常见，患者多无任何症状。

2. 蛋白质、糖类、脂肪和维生素的代谢紊乱 CRF 患者蛋白质代谢紊乱一般表现为蛋白质代谢产物蓄积（氮质血症），也可有白蛋白水平下降、血浆和组织必需氨基酸水平下降等。糖代谢异常主要表现为糖耐量减低和低血糖症两种情况，前者多见，后者少见。CRF 患者中高脂血症十分常见，其中多数患者表现为轻到中度高三酰甘油血症，少数患者表现为轻度高胆固醇血症，或二者兼有；CRF 患者维生素代谢紊乱亦常见，如血清维生素 A 水平增高、维生素 B_6 及叶酸缺乏等，常与饮食摄入不足、某些酶活性下降有关。

3. 心血管系统症状 大部分患者有不同程度的高血压，高血压可引起动脉硬化、左心室肥厚和心力衰竭。肾性贫血会加重左心室负荷和左心室肥厚。心力衰竭是尿毒症患者最常见的死亡原因。急性左心衰竭可出现阵发性呼吸困难、不能平卧、肺水肿等症状。此外，患者还可出现尿毒症性心肌病、心包病变、多发血管钙化等并发症。

4. 呼吸系统症状 体液过多或酸中毒患者均可出现气促、呼吸困难，严重酸中毒可致呼吸深长。体液过多、心功能不全可引起肺水肿，尿毒症毒素可引起“尿毒症肺炎”，此时肺部X线检查可出现“蝴蝶翼”征，透析可迅速改善上述症状。

5. 胃肠道症状 主要表现有食欲不振、恶心、呕吐、口腔有尿味。消化道出血也较常见，多是由于胃黏膜糜烂或消化性溃疡，尤以前者最常见。

6. 皮肤症状 皮肤瘙痒是常见症状，有时难以忍受，可能与继发性甲状旁腺功能亢进、高磷酸盐血症有关，即使透析也不能有效改善。患者面部肤色较深且萎黄，有轻度水肿感，称为尿毒症面容。

7. 血液系统症状 CRF患者主要表现为肾性贫血和有出血倾向。大多数患者有轻、中度贫血，其原因主要是促红细胞生成素缺乏，故称为肾性贫血；如同时伴有缺铁、营养不良、出血等因素，可加重贫血程度。晚期CRF患者有出血倾向，可表现为皮下或黏膜出血点、瘀斑，重者则可发生胃肠道出血、脑出血等。

8. 神经肌肉系统症状 早期可有疲乏、失眠、注意力不集中等症状。其后会出现性格改变、抑郁、记忆力减退、判断力降低。尿毒症患者常有反应淡漠、谵妄、惊厥、幻觉、昏迷、精神异常等。周围神经病变也很常见，感觉神经障碍更为显著，最常见的是肢端袜套样分布的感觉，也可有肢体麻木、烧灼感或疼痛感、深反射迟钝或消失，并可有神经肌肉兴奋性增加，如肌肉震颤、痉挛、不宁腿综合征，以及肌萎缩、肌无力等。初次透析患者可发生透析失衡综合征，出现恶心、呕吐、头痛，重者可出现惊厥。长期血液透析患者有时会发生“透析性痴呆”，与透析用水铝含量过多而致铝中毒等有关。

9. 内分泌失调 肾衰竭患者内分泌功能发生紊乱，部分患者可发生肾上腺皮质功能不全，活性维生素、促红细胞生成素分泌减少或缺乏。本病常出现性功能障碍，小儿性成熟延迟，女性雌激素水平降低，性欲差，肾衰竭晚期可闭经、不孕；男性可出现性欲缺乏和勃起功能障碍，透析可部分改善。

10. 肾性骨营养不良（即肾性骨病） 肾性骨病是 CRF 伴随的骨骼改变的总称，包括纤维囊性骨炎、骨软化症、骨质疏松症和肾性骨硬化症。肾性骨病可引起骨痛、行走不便和自发性骨折。

三、诊断与鉴别诊断

慢性肾衰竭的诊断包括：明确是否有肾衰竭；根据病史和相关检查结果判断导致肾衰竭的原发疾病；鉴别是急性还是慢性肾衰竭；寻找引起肾功能恶化的可逆因素；针对慢性肾衰竭的病情进行分期诊断；明确有无并发症等。

四、治疗

慢性肾衰竭强调一体化治疗，其包括两方面的含义，一方面是将慢性肾衰竭的进程看作一个整体，从早期的预防、延缓其进展到晚期的肾脏替代治疗，实施一体化系统治疗；另一方面，慢性肾衰竭的防治是一个包含社会、心理、信息和生物医学的综合防治。加强早中期 CRF 的防治是临床必须重视的重要问题。治疗原则是按照肾衰竭的不同阶段，选择不同的防治策略，早期、系统防治。

具体防治措施包括营养治疗、降压治疗、纠正肾性贫血、治疗肾性骨病、纠正水电解质紊乱和酸碱失衡、防治心血管并发症、控制感染、促进尿毒症性毒物的肠道排泄等，终末期患者可进行肾脏替代治疗。

五、预后

慢性肾衰竭的病程和预后受很多因素影响，患者的个体差异比较大。主要的影响因素：原发肾脏病控制情况；低蛋白饮食是否长期坚持；是否有效控制高血压；贫血是否纠正；患者的营养状况；心血管并发症的防治；血液透析的充分性等。此外，患者的社会、经济因素也影响其预后。

第四章

肾脏病常用西药

第一节　肾小球肾炎、肾病综合征的常用药物

肾小球肾炎分为原发性和继发性，均应积极治疗原发病。常见的继发性肾炎有狼疮性肾小球肾炎、过敏性紫癜性肾小球肾炎、乙肝相关性肾小球肾炎、糖尿病肾病等。肾小球肾炎、肾病综合征的治疗主要包括改善肾小球滤过率、减少尿蛋白、改善肾小球微循环，同时治疗各种并发症，如高凝血症、高脂血症等。

一、常用的降压药物

（一）血管紧张素转换酶抑制剂（ACEI）及血管紧张素受体拮抗剂（ARB）

近年来，大量研究均证实了 ACEI 及 ARB 除有肯定的降压疗效外，还可以降低肾小球内压，延缓肾功能恶化，降低尿蛋白（20%～40%）和减轻肾小球硬化。ACEI 和 ARB 降低肾小球内压、减少尿蛋白、保护或稳定肾功能的主要机制有以下几点：①扩张肾小球动脉，其中扩张出球小动脉较入球小动脉更为显著，从而可改善肾小球内压、高灌注和高滤过状态。②抑制细胞因子、减少蛋白及细胞外基质的蓄积，保护和稳定肾功能，延缓肾脏纤维化的进程。大量证据表明，ACEI 及 ARB 用量达常规剂量的

2～4 倍时，减少尿蛋白的作用更强。ACEI 及 ARB 已作为一线降压药物。

临床上常用的 ACEI：贝那普利，口服 10 mg/次，1 次/d；卡托普利，口服 25～50 mg/次，3 次/d；依那普利，口服 5～10 mg/次，1 次/d；培哚普利，口服 4 mg/次，1 次/d。

临床上常用的 ARB：氯沙坦，口服 50 mg/次，1 次/d；缬沙坦，口服 80 mg/次，1 次/d；厄贝沙坦，口服 150 mg/次，1 次/d，可酌情增加到口服 300 mg/d；坎地沙坦酯片，口服 4 mg/次，1 次/d，必要时可增加剂量至 8～12 mg/次；替米沙坦，口服 40 mg/次，1 次/d；阿利沙坦酯，口服 240 mg/次，1 次/d；沙库巴曲缬沙坦钠片，起始 50 mg/次，1～2 次/d，后期可加量。

（二）钙离子拮抗剂（CCB）

不少临床研究也证实，CCB 如硝苯地平、尼卡地平等降压药物在治疗高血压、延缓肾功能恶化方面有较为肯定的疗效。

CCB 虽然只有轻微扩张入球小动脉的作用，但是也能明显降低全身血压，从而使未受累或仅部分受累的肾小球球内高压状况得到改善。不仅如此，CCB 能减少氧耗、抗血小板聚集、减少钙离子在肾间质的沉积、减少细胞膜过度氧化，从而达到减轻肾脏损伤及稳定肾功能的作用。在 CCB 治疗肾功能受损的患者中，无论短期（4 周）或长期（1～2 年）用药，均未发现该药有损伤肾小球的作用，相反发现该类药物在延缓肾功能恶化方面，与 ACEI 十分相似，但是减少尿蛋白的作用较弱。

临床上常用的 CCB：硝苯地平控释片，口服 30 mg/次，1 次/d，本品不可弄碎或嚼服；硝苯地平缓释片，口服 20 mg/次，1～2 次/d；非洛地平片，口服 5～10 mg/次，1 次/d；氨氯地平片，口服 5 mg/次，1 次/d。

（三）β-受体阻滞剂

β-受体阻滞剂有减少肾素分泌的作用，对肾素依赖性高血压有较好的疗效。该药虽降低心排血量，但不影响肾血流量和肾小球滤过率，故也用于治疗肾实质性高血压。某些β-受体阻滞剂，如阿替洛尔和纳多洛尔，脂溶性低，自肾脏排泄，故肾功能受损时应注意调整剂量及用药时间。

美托洛尔，口服 25 mg/次，1～2 次/d；比索洛尔，2.5～5 mg/次，1～2 次/d；阿替洛尔，口服 25～100 mg/次，2 次/d。

（四）血管舒张药

肼屈嗪可与β-受体阻滞剂联合应用，减少扩血管药物刺激肾素-血管紧张素系统等产生的副作用（如心跳加快、水钠潴留），并可提高治疗效果，但该药长期使用可诱发红斑狼疮样综合征。

硝普钠，25～50 mg/次，以 5%葡萄糖液 500 ml 稀释后缓慢静脉滴注，严密监测心率、血压，降压治疗时一般维持 48～72 h。

肼屈嗪，开始口服 10 mg，2～3 次/d，以后可逐渐增加至 30～50 mg/次，3 次/d。

（五）α_1-受体阻滞剂

哌唑嗪，首剂 0.5 mg，以后口服 0.5～1 mg，2～3 次/d，并可酌情缓慢增量至 5 mg，2～3 次/d，一日用量不得超过 20 mg。

哌唑嗪可扩张小动脉、小静脉，肾衰竭时不必调整剂量，但要防止“首剂综合征”反应，剂量宜小，并在应用本品前 1 d 停用利尿剂。本品单独使用 8 周后可能出现水钠潴留，加服利尿剂即可。

特拉唑嗪，首次剂量为 1 mg，睡前服用。首次给药期间应密切观察，以避免发生严重的低血压反应。维持剂量应缓慢增加直至获得满意的血压，推荐剂量通常为 1～10 mg，1 次/d 或遵医嘱。

（六）利尿降压药

1. 襻利尿剂 常用药物：呋塞米（速尿），口服 20～40 mg/d，以后据病情需要可增至 120 mg/d，分 2～3 次服用；静脉注射，20 mg/次，1～2 次/d，按需可增至 320 mg/d。本品长期使用可引起低钠、低钾，使用时注意观察血钾及补钾。

托拉塞米：口服，起始剂量为 10 mg/d，根据病情需要可将剂量增至 20 mg/d。

2. 噻嗪利尿剂 常用药物：氢氯噻嗪，口服 25 mg/次，1～2 次/d。注意定期检测血液电解质含量，注意补钾或与保钾利尿剂并用。

3. 保钾利尿剂 常用药物：螺内酯（安体舒通），40～120 mg/d，分 2～4 次口服。该药会引起低钠血症、高钾血症，与呋塞米或氢氯噻嗪并用可取长补短。新型醛固酮拮抗剂药物非奈利酮，口服 10～20 mg/d，1 次/d。

二、常用的降脂药物

血浆中的总胆固醇和三酰甘油的含量超过正常为高脂血症，其不仅会促进肾小球局灶性、节段性硬化，而且又有增加心血管并发症的风险。此外，低密度脂蛋白（LDL）胆固醇可刺激肾脏缩血管物质的产生，改变肾小球血液供应及通透性。降脂药物可以降低总胆固醇、三酰甘油、低密度脂蛋白含量，并可提高高密度脂蛋白的水平，因此该类药在心血管疾病的防治中占重要地位。

1. 3-羟基-3-甲基戊二酰辅酶 A（HMC-CoA）还原酶抑制剂（他汀类） 已知 HMC-CoA 还原酶是胆固醇在肝脏合成的关键酶，此药对肾病综合征患者的高脂血症发病机制有治疗作用，是肾病综合征降脂治疗中比较安全、合理的药物之一。用药过程中需监测肝功能和肌酶，警惕肝功能受损和横纹肌溶解。

洛伐他汀，口服 20～80 mg/d，晚餐时服用；辛伐他汀，口服 10 mg/d，睡前服，可酌情增加剂量；氟伐他汀，口服 20～40 mg/d，晚餐或睡前吞服；阿托伐他汀，口服 10～20 mg/d，可在 1 d 内的任何时间服用，并不受进餐影响；瑞舒伐他汀，口服 10～20 mg/d，可在 1 d 中任何时间服用。

2. 苯氧芳酸及其衍生物（贝特类） 本类药物以降低三酰甘油（TG）及极低密度脂蛋白（VLDL）为主，其中氯贝丁酯（安妥明）因不良反应较多而被新的同类药代替。

非诺贝特，口服 100 mg/次，1～2 次/d。非诺贝特的作用机制与氯丁苯酯类似，口服吸收好，能明显降低 TG 及 VLDL，但会引起血谷丙转氨酶和尿素氮升高，对肝肾功能有损伤，停药后可恢复正常。

3. 胆固醇吸收抑制剂 依折麦布，降胆固醇类药物，通过选择性抑制小肠胆固醇转运蛋白，减少肠道内胆固醇吸收，以降低血浆胆固醇水平以及肝脏胆固醇储量。每次 10 mg，1 次/d，可单独服用或与他汀类、非诺贝特联合应用。

4. 胆汁酸螯合剂（碱性阴离子交换树脂，树脂类） 考来烯胺，口服 2～24 g，分 3 次于饭前或与饮料拌匀服用。少数病例使用 3～6 周可使 LDL 胆固醇下降 19%～32%，但三酰甘油会上升 9%～20%，而且影响维生素 D 的形成。

5. 烟酸及其衍生物 普罗布考，口服 500 mg/次，2 次/d，早、晚餐时服用。此药不仅可以降脂，还有抗氧化作用，疗效肯定，可同时降低低密度脂蛋白和高密度脂蛋白。阿昔莫司，口服 250 mg/次，2～3 次/d，进餐时或饭后服用。

6. 多烯脂肪酸类 ω-3 脂肪酸，口服 1.8 g/次，3 次/d。ω-3 脂肪酸为鱼油制剂，主要含二十碳五烯酸（EPA）和二十二碳六烯酸（DHA）。

7. 中成药制剂及其他剂型 血脂康、脂必妥、泰脂安胶囊等。

三、常用的抗血小板及抗凝药物

对肾小球肾炎患者应用血小板解聚药可以增加血小板膜的稳定性，抑制血小板释放血管活性物质及生长因子，达到抑制肾小球局部炎症反应的目的，使肾功能的损害减轻。

1. 双嘧达莫（潘生丁） 口服 25～50 mg/次，3 次/d。其可抑制血小板聚集、减少血栓形成，并有扩张血管的作用，有助于肾病的治疗。

2. 华法林 口服 2.5～5 mg/d，开始 1～2 d 常并用肝素。华法林和肝素同样具有抗凝作用，长期应用可达到溶解纤维的作用，对弥漫性新月体肾炎及各种增生性肾炎有纤维素沉积者均可使用。用药过程中需监测凝血功能，使 INR 维持在 2～3。

3. 尿激酶 不同的疾病使用的剂量不同。预防肾病综合征血栓形成的常用用法：10 万 U 尿激酶溶于 0.9％氯化钠注射液 20 ml 中，静脉注射，1～2 次/d。其直接作用于纤溶酶原使之转变为纤溶酶，起到溶栓的作用。此药半衰期短，使用较为安全，不良反应少。

4. 低分子肝素 具有较强的抗凝作用，并且持续时间长，可 3 000～5 000U/d 皮下注射。其突出的优点是具有较低的出血倾向，即使对有出血风险的患者，也可小剂量使用或逐渐增加剂量，在抗凝治疗中的疗效及安全性较好。

四、常用的免疫抑制剂

（一）糖皮质类激素

目前多应用泼尼松或甲泼尼龙。对于肾病综合征的治疗，国内常用的初始剂量为 1 mg/（kg·d），清晨 1 次顿服，维持 8～12 周。对于用药后尿蛋白明显减少，甚至消失的肾病患者，可逐渐减药，每 2～3 周减少原用药量的 5％～10％。减至每天 10～

15 mg 时，可以改为隔日顿服（即将 2 日总量隔日晨起顿服），继续减量至最小有效量，维持 6～12 个月。减药的速度和剂量根据每个患者的具体情况而定。本药治疗成功的关键在于起始用量要足够，大剂量诱导用药时间要充分，有效者减药速度要慢。

按照常规激素疗法，大部分患者可以获得较好疗效，甚至肾小管功能也会好转。但此类疾病复发率高，按上述经典疗法随访 36 个月，复发率高达 31%，而 6 个月内复发者就会有反复发作的可能。因此建议缓慢减量，延长疗程以延缓复发。但长期、大剂量应用糖皮质激素副作用较大，故也可采用 3 d 甲泼尼龙短程静脉冲击加中等量泼尼松治疗 6 个月的方案。

（二）常用免疫抑制剂类药物

1. 环磷酰胺 口服剂量 1～2 mg/（kg·d），静脉冲击治疗剂量为 0.5～1.0 g/m^2，每月 1 次，连续用 6～8 次，以后可以每 3 个月 1 次，持续 1～2 年。环磷酰胺有严重的不良反应：①骨髓抑制，白细胞、血小板减少。②出血性膀胱炎和膀胱纤维化，停药后均可自行恢复。③性腺受损，有的患者用药后出现持久性精子缺乏，停药后还将持续 5 年以上。对女子性腺功能的影响较轻，但因其可致胎儿畸形，故停药 1 年内不宜怀孕。④诱发淋巴瘤和白血病。⑤脱发、胃肠反应。此药物在单独使用治疗肾病综合征的疗效逊于糖皮质激素，但对于“激素依赖型”和“激素抵抗型”患者，与糖皮质激素联合治疗，可有辅助作用。

2. 来氟米特 前 3 d 给予负荷剂量 50 mg/d，以后予 20 mg/d 维持。此药的不良反应有腹泻、瘙痒、可逆性转氨酶增高、一过性白细胞减少、脱发、皮疹等。剂量过大或出现毒性时，可给予考来烯胺或活性炭加以消除。

3. 环孢素 A（CsA） CsA 开始剂量为 5 mg/（kg·d），分两次口服，服用 3 个月后，每月减至 1～3 mg/（kg·d）甚至更低剂量作为维持治疗。应用环孢素期间，要测定血药浓度，使其维持在 250～350 ng/ml。近年临床上应用 CsA 治疗原发性肾病。调整剂量至血中 CsA 浓度在 100～200 ng/L，治疗 6 个月，有效率为 69%，这与对激素的反应有关，激素依赖者有效率为 71%，激素抵抗者则为 67%，部分患者在减量过程中再复发，增加剂量后仍可缓解。由于本药的肾毒性（引起间质性肾炎）、停药后复发，致此类药物的使用有较大的局限性。

4. 硫唑嘌呤 临床用于难治性肾病综合征，常用剂量根据临床需要给予 1～4 mg/（kg・d），1 次/d。其不良反应有骨髓造血系统的抑制、胃肠黏膜损害、白细胞下降、并发感染、肝功能损害、致畸、致突变等。

5. 吗替麦考酚酯 一般推荐剂量为 1.0～2.0 g/d。主要有胃肠道反应、出血性胃炎、白细胞减少、贫血、血小板减少等不良反应。与环孢素 A、他克莫司及激素合用，具有协同免疫抑制作用，而不增加毒副作用。

6. 他克莫司 与 CsA 有类似作用，推荐剂量为 0.15～0.3 mg/（kg・d），分 2 次服用。治疗肾病综合征时一般很少单独使用，常加用小剂量激素；与环孢素有相互拮抗的免疫抑制作用、协同的肾毒性，一般不能同时使用。

五、常用的利尿药物

一般患者限制食盐、卧床休息即可达到消肿利尿的目的。应用糖皮质激素时，可增加肾小球滤过，达到利尿的目的，因此必须有选择地应用利尿剂。

1. 渗透性利尿 使更多的溶质和水分到达肾小管以增加尿量。①静脉给药高张葡萄糖和果糖等增加血液浓度。②静脉给药甘露醇、低分子右旋糖酐等肾小管不能重吸收的外源性溶质。

2. 抑制电解质的吸收 主要是抑制钠、氯、钾离子在肾小管的重吸收。如噻嗪类利尿药，常用氢氯噻嗪 25～50 mg，1～2 次/d，对多数患者有利尿作用。呋塞米等强利尿药口服、静脉给药均有比较好的利尿效果，但是这些药物使用时要注意低血钾的发生。

3. 抗醛固酮类药物 醛固酮增多是肾病水肿的因素之一，故可用螺内酯抑制醛固酮，同时利尿。阿米洛利及氨苯蝶啶虽无抑制醛固酮作用，但属保钾利尿剂，这类药物与噻嗪类合用可增强利尿作用，并减少电解质紊乱。

4. 血浆白蛋白或血浆 用于低血容量，尤其是因低血容量而出现少尿时，应用人血白蛋白或血浆，有很好的利尿作用。于输液结束时给予袢利尿剂（如呋塞米）有增强利尿的作用。血浆蛋白在输入后 24～48 h 即全部经尿液排出体外，由此，增加了肾小球滤过及近曲小管蛋白重吸收的负担。严重肾病综合征常存在一定程度的肺间质水肿，输入血浆蛋白过快、过多，会导致血容量增加过快，易出现左心衰竭、肺水肿等。

第二节　泌尿系统感染的用药原则及常用药物

治疗尿路感染的常用抗菌药物有喹诺酮类（诺氟沙星、左氧氟沙星等），磺胺类（复方新诺明等），β-内酰胺类（青霉素类、头孢菌素类），氨基苷类（庆大霉素、妥布霉素、阿米卡星等），大环内酯类（阿奇霉素、克拉霉素等）。近年来，很多抗生素不断被推出，使泌尿系统感染的治疗效果也不断提高，如何合理地使用这些抗菌药物，以最小的不良反应、最低的治疗费用，取得最好的治疗效果是非常重要的。

1. 选用对致病菌敏感的药物 一般在无菌培养结果和药敏试验结果之前，宜选用对革兰阴性杆菌有效的抗生素。尿路感染大多由大肠杆菌等革兰阴性菌引起，尤其是自发泌尿道感染，多数可以治愈。如治疗 3 d，症状无改善，则应按药敏试验结果选药。药物治疗效果多受菌种和有无尿路梗阻等因素影响。

2. 抗菌药在尿液和肾脏内的浓度要高 膀胱炎为膀胱的浅表层黏膜感染，仅要求抗菌药在尿液中有高浓度。肾盂肾炎是肾实质深部感染，要求抗菌药在尿液内和血液中均有较高的浓度。氨苄西林、头孢菌素类以及氨基苷类在血液中浓度较高，且对常见的致尿路感染的细菌有效。

3. 选用对肾脏损害小、副作用小的抗菌药物 治疗尿路感染的过程中，应尽可能避免使用有肾毒性的抗菌药，特别是对肾衰竭患者，尤应注意。

1）具有强肾毒性的抗菌药：杆菌肽、两性霉素 B、多黏菌素 B、多黏菌素 E、新霉素等。

2）具有中度肾毒性的抗菌药：四环素，卡那霉素，庆大霉素，妥布霉素，阿米卡星，一、二代头孢菌素等。

3）具有轻度肾毒性的抗菌药：三代头孢菌素等。

4. 联合用药 联合用药应主要限于严重的感染。联合使用两种或两种以上的抗菌药物，以产生协同作用，达到提高疗效及减少耐药菌株出现的目的。要避免相互有拮抗作用的药物联用。联合用药的指征：①单一药物治疗失败；②严重感染；③混合感染；④耐药菌株出现。

绿脓杆菌感染在治疗上颇为困难，多选用半合成广谱青霉素或第三代头孢菌素加氨基苷类抗生素治疗。

耐青霉素的金黄色葡萄球菌感染多选用半合成青霉素与第一代头孢菌素类或氨基苷类抗生素联用。变形杆菌感染可选用青霉素与氨基苷类联用。大肠杆菌感染可选用氨基苷类与第三代头孢菌联用。

5. 确定治疗疗程 目前倾向于对不同临床表现的各型尿路感染给予不同的治疗。表现为下尿路感染症状群者，给予单剂疗法；对有肾盂肾炎临床表现者，给予 14 d 治疗。

第三节　慢性肾衰竭的药物治疗

一、肾性贫血的治疗

肾性贫血是慢性肾衰竭患者常见的并发症，表现为乏力、头晕、食欲减退、心肌缺血和心力衰竭加重等症状。重组促红细胞生成素（EPO）是治疗肾性贫血的常用药物，能纠正绝大多数患者的贫血，使临床症状好转。

EPO 初始每周 50～150 IU/kg，每周 1～3 次皮下或静脉注射治疗，对大部分透析患者的贫血治疗有效。非透析的肾性贫血患者可以皮下注射 EPO，血液透析患者于透析结束时静脉端注入。应维持血红蛋白达 110 g/L，但不超过 130 g/L，红细胞比容达 33%～36%，然后根据个体情况给予维持量，一般为原治疗剂量的 30%～50%。如注射后每月血红蛋白增长速度超过 20 g/L，应将药量减少 25%。若每月血红蛋白增长速度小于 10 g/L，应将每次药量增加 20 IU/kg。在 EPO 量减少时，血红蛋白仍继续升高或可能快速下降，因此，减量后仍应每周监测血红蛋白及红细胞比容。

透析贫血患者应用 EPO 治疗后，因铁利用率增加，故需补充铁剂以维持体内储备量，防止由于铁不足造成药效降低。对无过多铁储存者，应于 EPO 治疗期补充铁剂。口服铁剂，如硫酸亚铁（含铁 20%），0.38 g/次，3 次/d；葡萄糖酸亚铁（含铁 12%），0.3～0.6 g/次，3 次/d，这两种铁剂对胃肠道副作用大。富马酸亚铁，0.2 g/次，3 次/d，可有轻度胃肠道反应。多糖铁复合物含铁元素 150 mg，1 次/d，0.15～0.3 g 口服，患者耐受性较好。此外，蔗糖铁 100 mg/周，静脉用药，过敏反应较右旋糖酐铁明显减少。需要注意的是，过量使用可引起含铁血黄素沉着症和铁超载。

此外，肾性贫血的治疗还要补充造血所需的维生素。口服叶酸 5～10 mg，3 次/d；口服补充维生素 B_{12}，或肌内注射维生素 B_{12} 100 μg，1 次/周，以补充红细胞生成原料的消耗。

二、肾性骨病的治疗及钙、磷代谢的调节

（一）维持血钙水平

正常血钙水平为 2.2～2.55 mmol/L。透析患者每天应摄入 1 500 mg元素钙，因此可增加饮食中钙摄入量和含钙磷结合剂。常用药物有碳酸钙、葡萄糖酸钙、醋酸钙等。患者透析时透析液中的钙含量应根据患者血钙水平决定，采用含钙 1.25～1.5 mmol/L的透析液较为安全。血钙过高易导致心血管钙化和异位钙化的风险。

（二）控制血磷

正常血磷水平维持在 1.0～1.5 mmol/L，高磷血症增加心血管事件风险，应使血磷尽可能控制在正常范围。倡导应用磷结合剂的同时，不能使血钙升高，使饮食中磷摄入量不超过 1.2 g/d。常用的磷结合剂有醋酸钙、碳酸镧和司维拉姆。含钙磷结合剂有使血钙升高的风险，含铝磷结合剂可导致血铝升高，增加贫血和痴呆的风险，非必要不使用。

（三）活性维生素 D 治疗

因慢性肾衰竭患者肾脏不能产生 $1,25(OH)_2D_3$，导致钙、磷代谢紊乱，因此需补充该类制剂，并根据血钙水平进行调整。活性维生素 D 及其衍生物如阿法骨化醇、骨化三醇、帕立维生素 D

等，可抑制甲状旁腺分泌甲状旁腺激素（PTH），故适用于血PTH升高的甲状旁腺功能亢进患者。口服剂量为0.25～1.0 μg/d，由0.25 μg开始每2～4周增加0.25 μg，直至血PTH水平下降又不出现高钙血症为止。活性维生素D对铝中毒骨病多无效。临床对顽固性甲状旁腺功能亢进者采用间歇活性维生素D的冲击治疗，既可控制PTH水平，又较少出现高钙血症，冲击治疗剂量为每次1.0～4.0 μg，每周2～3次。但活性维生素D有引起血钙和血磷升高的风险，故高钙高磷酸盐高PTH血症需要使用拟钙剂治疗。西那卡塞属于拟钙剂，能激活甲状旁腺中的钙敏感受体，从而抑制PTH的分泌。

三、维生素的使用

由于慢性肾衰竭患者消化道症状、进食不足、自身代谢原因、透析患者维生素从透析液中丢失等，可以出现水溶性维生素的不足。慢性肾衰竭患者每天应补充叶酸约5 mg/d，维生素C 0.1 g/d，维生素B_6 5～10 mg/d。慢性肾衰竭患者，体内维生素A水平升高，因此无须另外补充。

四、降钾药物的使用

正常人血钾浓度在3.5～5.5 mmol/L，慢性肾衰竭患者容易出现高钾血症。高钾血症导致肢体乏力、心率减慢，严重者可出现心搏骤停。常用降钾的方法为限制食物中钾的摄入，加强排钾利尿剂的使用，给予碳酸氢钠增加钾的交换和钙剂对抗钾对心肌的毒性，使用高糖及胰岛素使钾离子从血液转移至细胞内。此外，服用聚磺苯乙烯和肠道钾离子结合剂可增加钾从肠道的排出，适合轻中度高钾血症的治疗，常用药物有聚苯乙烯磺酸钙散、环硅酸锆钠散。

五、纠正代谢性酸中毒的药物

正常人体静脉血 CO_2 维持在 22～29 mmol/L，以保证内环境的酸碱平衡，慢性肾衰竭患者因肾功能受损后，平衡酸碱能力下降，容易出现代谢性酸中毒（血 CO_2 小于 22 mmol/L）。患者表现为食欲不振、恶心呕吐，严重者出现呼吸深大甚至呼吸衰竭。纠正代谢性酸中毒常用碳酸氢钠，轻度酸中毒口服碳酸氢钠片 1.0～3.0 g/d，中重度酸中毒需静脉给予 5%碳酸氢钠注射液 100～250 ml/d滴注。

第五章

肾脏病常用中药

第一节　肾脏病常用方剂

一、水肿类

（一）越婢汤《金匮要略》

组成：麻黄、甘草、生姜、红枣、石膏。

主症：急性肾小球肾炎属风水泛滥者，见眼睑及头面先肿，后及四肢与全身，来势迅速，伴发热、恶寒、关节酸痛等症。

功效：宣肺解表发汗。

验案：余某，男，20岁。血尿10 d。发现眼睑颜面水肿，继而全身水肿。尿常规：蛋白（+）、红细胞（++）、白细胞（+）。现症：全身水肿，小便短，恶寒发热，咳嗽，气喘，口渴，大便干，舌红苔薄黄，脉浮紧。处方：麻黄10 g、甘草6 g、生姜3片、大枣5枚、石膏30 g、薏苡仁15 g、泽泻12 g、白茅根12 g、芦根10 g、桑白皮20 g。服上方7剂后，咳嗽略减，无发热，小便量多，全身水肿较前明显好转，大便调，舌淡红苔薄黄，脉缓。在此基础上加猪苓15 g、山药10 g。服20剂后，咳嗽消失，全身水肿尽消。尿常规未见明显异常。

分析：越婢汤可以发汗利水，宣通阳气，调整三焦气化，最终达到消水肿的目的。患者有咳嗽、气喘，此乃肺失肃降。发热乃因正邪交争。肺的功能失调，不能正常输布津液，故见口干、大便干。在越婢汤的基础上加薏苡仁、泽泻、白茅根以利水消肿，加芦根以利尿兼止渴，加桑白皮则可以泻肺平喘，利水。

（二）五苓散《伤寒论》

组成：猪苓、茯苓、泽泻、白术、桂枝。

主症：急性肾小球肾炎属水湿浸渍者，见肢体水肿，延及全身，按之没指，身重困倦等症。

功效：温阳化气，利水渗湿。

验案：张某，女，25 岁，全身水肿半个月，兼恶寒发热，无汗，周身疼痛，舌红苔白，脉浮紧。处方：泽泻 15 g、茯苓 12 g、猪苓 8 g、桂枝 8 g、白术 8 g。服药 8 剂后，水肿较前明显好转，再服 20 剂而愈。

分析：五苓散是《伤寒论》的经典名方，泽泻利水祛湿兼能清热，茯苓、猪苓淡渗利水，以增强泽泻利水祛湿之功，白术健脾燥湿，促进运化，既可化水为津，又可输津四布。桂枝温通阳气，可助膀胱气化，又可散风寒之邪。本案患者见恶寒发热，无汗，可知其外有风寒之邪，周身疼痛乃是风寒凝滞经脉，不通则痛，又见水肿，故用五苓散外散风寒之邪，内以温阳化气，利水渗湿。针对病机，所以效果显著。

（三）猪苓汤《伤寒论》

组成：猪苓、茯苓、泽泻、阿胶、滑石。

主症：急性肾炎属水热互结者，见全身水肿，急性起病，小便不利，发热。口渴欲饮，或心烦不寐，或兼有咳嗽。

功效：清热养阴，利水渗湿。

验案：刘某，中年女性，眼睑水肿 20 年。晨起眼睑水肿，午后渐退，腰酸楚不适。偶有耳鸣，无尿频、尿急，夜尿 2～3 次。

舌红苔薄，脉细弱。处方：茯苓 15 g、猪苓 15 g、泽泻 10 g、滑石 30 g、阿胶 10 g（另烊）、川牛膝 15 g、瞿麦 30 g、白茅根 30 g、全当归 15 g、黄芪 15 g。另服肾炎消肿片，服药 10 剂后，眼睑水肿消退，继服 20 剂以巩固治疗。

分析：中医认为，肺、脾、肾三脏的功能失调会导致水肿。患者脉细弱提示有阴虚，舌红则是阴虚内热的明证。肾开窍于耳，肾阴虚则耳鸣。阴虚得天之助，故水肿午后渐退。用猪苓汤，利水渗湿，清热养阴，标本兼顾。加服中成药肾炎消肿片，疗效更显著。

（四）四君子汤《圣济总录》

组成：人参、白术、茯苓、甘草。

主症：慢性肾脏病属脾胃气虚者，见双下肢水肿，面色萎白，语声低微，气短乏力，食少便溏。

功效：益气健脾。

验案：黄某，女，58 岁。腰酸胀 1 月余，加重 3 d。近 1 个月来觉腰酸胀不适，伴麻木不仁，近 3 d 加重。睡眠、二便均正常。现有胃脘不适，伴有泛酸，不呕吐。查体：血压 140/80 mmHg，双下肢轻度水肿，舌红苔薄黄，脉沉。处方：党参 15 g、白术 15 g、茯苓 15 g、瞿麦 15 g、白茅根 15 g、当归 15 g、生地 15 g、白芍 15 g、川芎 10 g、黄芪 15 g、车前草 15 g。二诊仍诉腰部麻木，但较前减轻，未诉胃脘不适。血压 130/80 mmHg 双下肢不肿，舌红苔薄白，脉弦滑。处方：白术 15 g、太子参 15 g、茯苓 15 g、甘草 10 g、生地 15 g、山药 15 g、白芍 15 g、当归 15 g、川芎 10 g、麦冬 10 g、陈皮 10 g、黄芪 15 g。持续服药 100 余剂，症状缓解。

分析：四君子汤为补脾益气的名方，脾属土，肾属水。所谓：“兵来将挡，水来土掩。”即说明水病可以通过补土治疗。此案例患者症见胃脘不适，泛酸，即为脾胃病之症状，故以四君子汤为基本方加减治疗。

（五）六君子汤《太平惠民和剂局方》

组成：陈皮、半夏、茯苓、白术、人参、甘草。

主症：慢性肾脏病属脾胃气虚兼有痰湿者，见双下肢水肿，面色萎白，语声低微，气短乏力，食少便溏，咳嗽痰多色白，恶心呕吐，胸脘痞闷。

功效：益气健脾，燥湿化痰。

验案：易某，男，20 岁。全身水肿 2 年。2 年前无明显诱因出现全身水肿，曾于外院诊治，诊断为慢性肾炎。经中西医结合治疗后，症状有所好转，但多次反复。近来症状加重。现症见全身水肿，双下肢尤甚，大便溏泄，一日 4 次，小便短少，时时欲呕，舌淡红苔薄白，脉沉细。尿常规：蛋白（+++）。处方：陈皮 15 g、半夏 10 g、党参 20 g、白术 15 g、茯苓 15 g、甘草 10 g、猪苓 15 g、防己 15 g。服上药 25 剂后来复诊，自诉水肿未见明显消退，大便仍溏泄，一日 3 次，小便调，恶心呕吐感消失，舌淡红苔薄白，脉沉细。尿常规：蛋白（++），守上方加吴茱萸 10 g、生姜 10 g。继服 55 剂后来复诊，诉症状已经明显好转。得效后，不更方，服药半年后，患者在当地医院查验尿常规，未见异常。

分析：脾胃为后天之本，人的生长发育及正常生理功能的维持，均需要脾胃的运化功能来支持。脾胃气虚则运化失常，从而出现大便溏泄；脾胃的运化功能亦包括运化水液，水液的输布失常，则出现水肿。胃气不降，反而上逆，故见欲呕，用六君子汤健脾益气，伍猪苓、防己以利水消肿。复诊时症状无明显改善，遂加吴茱萸、生姜以暖脾胃，促进运化，故疗效显著。此病案给我们的启示是要尽量少食生冷，才能顾护脾胃。

（六）二陈汤《太平惠民和剂局方》

组成：半夏、陈皮、茯苓、甘草、生姜、乌梅。

主症：慢性肾脏病属湿痰者，见全身或双下肢水肿，咳嗽，痰多，色白，易咳，胸膈痞闷，恶心呕吐，肢体困倦，不欲饮食。

功效：理气和中，燥湿化痰。

验案：陈某，男，35 岁。有慢性肾炎病史。现症有精神萎靡，咳嗽，痰多，色白，易咳，恶心呕吐，四肢困倦。食欲缺乏，小便调，大便次数多，4 次/d，质软。舌淡红苔白，脉滑。患者平素喜食肥肉，无烟酒嗜好。尿常规：蛋白（+），肾功能正常。处方：半夏 15 g、陈皮 20 g、茯苓 20 g、甘草 15 g、生姜10 g、炒二芽各 30 g、黄芪 20 g。服 20 剂后，咳嗽减少，痰量仍多，易咳，色白，无恶心呕吐感，肢体仍感困倦，食欲尚可。舌淡红苔薄白，脉滑。继服原方 80 剂后，症状缓解，查尿常规阴性。

分析：本病案的病机是痰湿中阻。脾为生痰之源，脾气虚弱则生痰湿。肺为贮痰之器。痰湿中阻，阻滞气机，故见肢体疲倦，食欲缺乏。痰湿蕴结于脾胃，影响脾胃的运化功能，故见大便次数多。处以二陈汤以燥湿化痰，理气和中，伍炒二芽以健脾消食，配黄芪以补益脾气，用药得当，因而得效。

（七）温胆汤《三因极一病证方论》

组成：半夏、竹茹、枳实、陈皮、甘草、茯苓、生姜、大枣。

主症：慢性肾炎及尿毒症属胆胃不和、痰热内扰者，见双下肢水肿或不肿，虚烦不眠，惊悸不宁或呕吐呃逆。

功效：清胆和胃，理气化痰。

验案：刘某，男，45 岁。患者平素自觉眩晕，且有高血压病史 10 余年。3 个月前突然尿血，经外院诊治，诊断为双侧多囊肾，服药治疗后好转出院（具体药物不详）。半个月前因感冒而诱发血尿，自服抗生素无效而来求治。症见神疲乏力，虚烦，夜寐差，时有恶心欲呕感，口渴喜冷饮，尿频但尿量少，日约800 ml，舌红苔黄腻，脉滑。查体：血压 150/80 mmHg，神清，精神可，双肾区无叩击痛，双下肢不肿。尿常规：蛋白（＋＋），红细胞（＋）。肾功能：肌酐 220 mmol/L。处方以温胆汤加味。半夏 20 g、竹茹 30 g、枳实 10 g、陈皮 20 g、甘草 10 g、茯苓 20 g、生姜 6 g、大枣 5 枚、白茅根 30 g、芦根 30 g、丹参 20 g。服上方 20 剂后，诉尿频好转，尿量每天约 1 500 ml。诸症皆好转，舌红苔薄黄，脉滑。仍进前方，以温胆汤为基本方进行加减，持续服药 10 个月后，查尿常规未见异常，肾功能亦恢复正常。

分析：患者虚烦欲呕乃是痰热内扰所致，热易耗伤阴液，故见口渴喜冷饮。痰热内扰导致膀胱气化不行，故见尿少。舌红苔黄腻，脉滑皆是痰热内扰的明证。用温胆汤理气化痰，清热止呕。配白茅根清热利尿，伍芦根以清热生津而止渴。

（八）平胃散《太平惠民和剂局方》

组成：苍术、厚朴、陈皮、甘草、生姜、大枣。

主症：慢性肾脏病属湿滞脾胃者，见双下肢水肿，脘腹胀满，不思饮食，口淡无味，呕吐，肢体沉重。

功效：健脾燥湿，行气和胃。

验案：许某，女，35 岁。因淋雨后出现全身水肿，大便溏多，肠鸣腹胀，饮食减少，时欲呕，小便少，舌淡苔薄白，脉弦细。查尿常规：蛋白（＋＋＋）。处方：苍术 10 g、厚朴 10 g、陈皮 15 g、甘草 10 g、生姜 6 g、大枣 4 枚、白茅根 20 g、茯苓 15 g、豆蔻 20 g。服药 20 剂后诉水肿较前明显好转，但仍有双下肢水肿，大便溏多，无腹胀肠鸣，食欲尚可，无呕吐感，小便调，舌淡苔薄白，脉弦细。在原方的基础上加薏苡仁 20 g、车前子 20 g。前后共服药 1 年余，诸症缓解。复查尿常规未见异常。

分析：脾虚湿盛为本病案的病机。患者平素脾虚，天人相应，故淋雨后，内外湿邪合病，进一步加重脾虚，导致脾虚不运，故见大便溏多，全身水肿，饮食减少。胃气不降反升，故见呕吐。处以平胃散以燥湿健脾，行气和胃。正对病机，使脾胃的运化功能恢复，故病愈。

（九）实脾散《重订严氏济生方》

组成：厚朴、白术、木香、木瓜、草果仁、大腹子、附子、茯苓、干姜、甘草、生姜、大枣。

主症：慢性肾脏病属脾肾阳虚，水停气滞者，见腰以下肿甚，胸腹胀满，手足不温，口不渴，大便溏。

功效：温阳健脾，行气利水。

验案：方某，男，45 岁。患者自诉幼时体弱多病，体质较虚弱。半年前发现双下肢轻度水肿，未在意。后因水肿加重并逐渐波及全身，遂在外院诊治，诊断为慢性肾小球肾炎，经治疗后无效。现见身面俱肿，腰以下肿甚，按之凹陷，小便短少，大便溏，日行 2 次，腹胀，食欲不佳，舌淡苔白滑，脉濡缓。尿常规：蛋白（++）、红细胞（++），肾功能正常。处方：厚朴 10 g、白术 15 g、木香 10 g、木瓜 15 g、草果仁 20 g、大腹皮 20 g、附子 10 g、茯苓 15 g、干姜 10 g、甘草 6 g、猪苓 10 g、薏苡仁 20 g。服上方 40 余剂后，患者诉水肿较前好转，但仍以双下肢为甚，按之凹陷，二便调，舌淡苔白，脉缓。继以前方服用 80 余剂，症状均消失，嘱其服用中成药肾气丸，以巩固疗效。

分析：患者素体虚弱，水湿聚于皮肤，则发为水肿。《黄帝内经》曰："诸湿肿满，皆属于脾。"脾阳不足则水液运行不畅，溢于肌肤则为肿，故以实脾饮治之。脾阳赖肾阳的温煦，故加金匮肾气丸以从其根。

（十）生脉饮《医学启源》

组成：人参、麦冬、五味子。

主症：慢性肾脏病属气阴两伤者，症见全身或双下肢水肿，肢体倦怠，气短声低，汗多懒言，或干咳少痰，口干舌燥。

功效：益气养阴，敛汗生津。

验案：方某，女，50岁。糖尿病肾病患者，症见全身皮肤瘙痒，尤以四肢为甚，遇热则加重，喜寒凉，经常搔抓。伴有面色萎黄，精神困倦，周身乏力，气短声低，二便调。舌暗苔少，脉沉细数。尿常规：蛋白（+）。空腹血糖：6 mmol/L。血肌酐：380 μmol/L。尿素氮：18 mmol/L。处方：太子参 40 g、麦冬 15 g、五味子 15 g、白芍 20 g、丹皮 20 g、当归 20 g、生地 30 g、地肤子 20 g、苦参 15 g、甘草 6 g。服药1个月后复诊，诉皮肤瘙痒好转，但仍有疲倦、乏力、气短等症，舌淡红苔少，脉沉细。在原方上加黄芪 30 g，继续服用1个月，查尿常规：蛋白（+）。血肌酐：200 μmol/L。尿素氮：10.7 mmol/L。随后以前方加减共服药2年余，症状都缓解，查尿常规及肾功能均已恢复正常。

分析：肾功能衰竭的患者易出现全身皮肤瘙痒，由于瘙痒常持续不解，且没有很好的治疗方法，常影响患者的睡眠及心情，容易加重病情，特别是搔抓后合并感染者。本案中医辨证为气血亏虚，气阴不足兼有尿毒，处以生脉饮加味，标本同治，加入地肤子、苦参清热除湿，解毒止痒。对于肾功能衰竭的患者，应保持二便通畅，使邪毒有排除的途径，这样才更有利于病情的好转。

（十一）八珍汤《瑞竹堂经验方》

组成：当归、川芎、熟地、白芍、人参、茯苓、白术、甘草。

主症：慢性肾脏病属气血两虚者，症见腰以下肿甚，面色苍白或萎黄，头晕目眩，四肢倦怠，气短懒言，饮食减少。

功效：益气养血。

验案：刘某，女，35岁，幼时曾患急性肾炎，经西医治疗后病情缓解，未做继续治疗，此后病情反复，双下肢水肿，现症见精神差，双下肢水肿，食欲不佳，大便干结，小便调，舌淡红，苔白腻，脉沉细。处方：党参 30 g、白术 10 g、茯苓 15 g、甘草

10 g、当归 15 g、川芎 10 g、生地 10 g、白芍 15 g、黄芪 30 g、桂枝 10 g。服 20 剂后，精神可，双下肢水肿减轻，继服 30 剂，水肿减退，再服 3 月余痊愈。

分析："气为血之帅，血为气之母"，血虚可致气虚，气虚则无力鼓动血液运行，气虚亦致水液输布障碍，故双下肢水肿。用八珍汤益气补血，使气旺则血行，精水循常道，故水肿渐退。对于因虚引起的水肿，应不拘泥于发汗、利小便、攻逐的传统治法，而应辨证地运用补法。

（十二）防己黄芪汤《金匮要略》

组成：防己、黄芪、甘草、白术、生姜、大枣。

主症：急性肾炎因气虚而致风水者，见汗出恶风，身重或肿，小便不利。

功效：益气健脾，祛风除湿。

验案：李某因受凉突发全身水肿，现症见汗出恶风，全身水肿，低热，腰酸腿疼，平素易感冒。舌淡白，脉缓。处方：防己 15 g、黄芪 30 g、甘草 6 g、白术 10 g、茯苓 10 g、车前子 15 g、生姜 10 g、大枣 5 枚。10 剂后，无汗出恶风，全身水肿较前好转，继服 20 剂而痊愈。

分析：患者平素易感冒，可知患者素体气虚，气虚后受寒凉，正邪交争，发为风水，故见汗出恶风，全身水肿。寒主收引凝滞，故腰酸腿疼，处以防己黄芪汤以益气祛风，健脾利水，再以茯苓、车前子以利水，故疗效显著。防己黄芪汤通过补气与祛风湿合法。黄芪配防己益气固表而祛风，健脾利湿而利水，尤能祛经络肌表之风湿，是健脾益气、祛风利水的重要配伍。

（十三）真武汤《伤寒论》

组成：茯苓、芍药、白术、生姜、附子。

主症：慢性肾脏病属脾肾阳虚，水饮内停者，见小便不利，四肢沉重疼痛，肢体水肿，腹痛下利。

功效：温阳利水。

验案：张某，男，30 岁，患者半个月前出现眼睑及双下肢水肿，伴腰部酸痛重坠感，于外院诊断为慢性肾炎，经治无效。现症见全身水肿，下肢尤甚，按之凹陷不起，腰膝酸痛，身倦畏寒，四肢欠温，小便量少，舌胖大，边有齿痕，舌质淡，苔白滑，脉沉缓。处方：茯苓 30 g、白术 20 g、白芍 15 g、制附子 15 g、生姜 10 g、党参 20 g。服上方 10 剂后，水肿消退大半，继服前方 50 剂，水肿已基本消退，诸症缓解，再嘱其服中成药香砂六君子丸以调理。

分析：患者身倦畏寒，可知为阳虚，阳虚则不能温煦四肢，故四肢欠温。阳虚则膀胱气化不利，故见小便量少。脾肾阳虚，水液运行不畅，水性趋下，故下肢尤甚。舌胖大边有齿痕提示体内有水饮停聚。故用真武汤以温阳利水，加党参以健脾。最后用香砂六君子丸调理是照顾后天之本——脾胃，以防生变。

（十四）麻黄连翘赤小豆汤《伤寒论》

组成：麻黄、连翘、赤小豆。

主症：急性肾炎属表证未解者，见全身水肿，以颜面为甚，尚可见恶寒发热，咽红，小便短赤。

功效：解表散邪，清热除湿。

验案：周某，男，20 岁。患者 7 d 前曾感冒发热，当时体温是 38℃，经西药治疗后发热已退，但近 2 d 出现颜面水肿，伴有尿量减少，尿色如茶。现症见颜面及双下肢水肿，小便短赤，咽痛，无咳嗽、心慌、胸闷等症，大便调。查体温 37.5℃，血压 120/70 mmHg，颜面及双下肢水肿，按之凹陷不起，咽红，扁桃体不肿大，舌淡红，苔薄白，脉浮数。尿常规：蛋白（++），红细胞（++），白细胞（+）。处方：麻黄 4 g、连翘 9 g、赤小豆 20 g、车前子 20 g、泽泻 10 g、茯苓 10 g。服药 10 剂，水肿消失，尿色正常，尿常规未见异常。

分析：麻黄连翘赤小豆汤是《伤寒论》的一个经典名方，可以清热除湿，解表散邪，运用于此案非常贴切。患者病初有外感，经治疗后仍有咽痛，出现水肿及尿少等症状。可知外邪郁闭了肺气，肺的宣发肃降功能不能正常发挥，故出现水肿、尿少等症。用麻黄连翘赤小豆汤加车前子、泽泻、茯苓等利水渗湿药，所以疗效显著。

（十五）春泽汤《证治准绳》

组成：猪苓、茯苓、桂枝、白术、泽泻、人参。

主症：慢性肾脏病属脾胃气虚兼水湿停聚者，见面色萎黄，食欲不佳，便溏，全身水肿，以双下肢为甚，气短、乏力。

功效：益气健脾，化气行水。

验案：周某，男，40 岁。患者因面部及双下肢水肿来诊，曾于外院诊断为肾病综合征，经治疗效果不明显而来求诊。症见面部及双下肢水肿，以双下肢为甚，腰酸，全身疲乏无力，气短自汗，饮食不佳，大便溏，小便不利。舌淡胖苔薄白，脉沉细。尿常规：蛋白（＋＋＋）。处方：党参 30 g、茯苓 20 g、桂枝 10 g、猪苓 20 g、泽泻 10 g、白术 10 g、玉米须 20 g。服药 10 剂后，患者水肿有所减轻，仍有全身疲乏无力，气短自汗，食欲缺乏，舌脉同前，在上方加炒二芽各 10 g、黄芪 30 g。服药 10 剂后诸症较前好转。效不更方，继服 30 余剂，症状消失，实验室指标都正常。

分析：春泽汤出自《证治准绳》，由《伤寒论》的五苓散加人参而成。本病案的病机是本虚表实，脾胃气虚运化失常是其虚，由此产生的水湿即是实。治疗应补虚和祛邪同时进行，用春泽汤健脾益气，利水消肿，并根据病情的变化来加减。全方共达扶正固本，健脾祛湿的功效。

（十六）五皮饮《华氏中藏经》

组成：生姜皮、桑白皮、陈皮、大腹皮、茯苓皮。

主症：慢性肾脏病属水停气滞者，见头面四肢水肿，心腹胀满，上气喘急，小便不利，或妊娠水肿。

功效：利水消肿，行气祛湿。

验案：高某，男，25岁。全身水肿3年，加重2 d。患者3年前因感冒后出现全身水肿，于外院诊治，诊断为肾病综合征，长期服用利尿剂，但仍有水肿。2 d前再次出现水肿，而且比以前更加严重。症见腹胀，食欲缺乏，腰酸，四肢乏力，时有冷感，小便正常，大便溏薄，2次/d。面色萎黄，舌淡红苔白滑，脉沉细。尿常规：蛋白（＋＋）。处方：麻黄10 g、茯苓皮20 g、大腹皮15 g、桑白皮20 g、生姜皮15 g、陈皮15 g、白术15 g、桂枝10 g。复诊时水肿尽消，食欲尚可，二便调，仍有冷感。嘱其长期服用金匮肾气丸。2年后，电话来告知，已痊愈。

分析：治疗本病案时采用"急则治其标，缓则治其本"的原则。《金匮要略》曰："外证肿，按之没指，不恶风，其腹如鼓，不渴，当发其汗。"意思是全身水肿的患者，按之凹陷，但不恶风，腹部胀大，应该用发汗的方法来治疗。故用五皮饮加麻黄、桂枝、白术以利水消肿，行气祛湿。后诸症尽缓时，则治其本，服金匮肾气丸，以温肾阳，肾阳得温则气化复常，故病愈。

二、淋证

（一）八正散《太平惠民和剂局方》

组成：车前子、瞿麦、萹蓄、滑石、栀子、甘草、木通、大黄。

主症：急性尿路感染。症见小便浑赤，溺时涩痛，淋漓不畅，甚或癃闭不通。

功效：清热利湿通淋。

验案：余某，女，30 岁。近日来恶寒发热，尿频、尿急，小便涩痛，腰酸痛，口干喜饮，食欲尚可，大便调。舌红苔黄腻，脉弦滑。查体温 38℃；尿常规：白细胞（＋＋），红细胞（＋＋），脓细胞（＋＋）。处方：车前子 15 g、瞿麦 20 g、萹蓄 15 g、滑石 15 g、栀子 10 g、甘草 10 g、大黄 6 g、白茅根 20 g、木通 10 g。上药服 7 剂后，未诉恶寒发热，尿常规：白细胞（＋）。继服 10 剂诸症尽消，尿常规未见异常。

分析：患者病机是湿热蕴于下焦，西医诊断应是急性尿路感染。湿热蕴于下焦导致膀胱气化不利，故见尿频、尿急，小便涩痛。热可以耗伤津液，故见口干喜饮。用八正散加白茅根，以利尿清热。7 剂后症状已明显好转，继服 7 剂而愈。本病案急性起病，故只需以清湿热为主。若为慢性病，则需根据病情调整其他脏腑的功能。

（二）小蓟饮子《济生方》

组成：生地、小蓟、滑石、木通、蒲黄、藕节、淡竹叶、当归、甘草、栀子。

主症：急性肾小球肾炎属下焦热盛证。症见小便频数，赤涩热痛，尿血。

功效：凉血止血，利水通淋。

验案：周某，女，28 岁。昨起小便频急，涩痛而赤，腰痛，腹胀，心烦。舌红苔黄腻，脉细数。湿热蕴于下焦，膀胱气化不利，属血淋。处方：小蓟 30 g、生地 30 g、滑石 15 g、木通 6 g、蒲黄 6 g、藕节 9 g、淡竹叶 10 g、当归 6 g、栀子 6 g、甘草 10 g。上方 5 剂，复诊时症状已明显减轻，遂去木通，再服 6 剂而愈。

分析：患者小便色红而频急，兼有涩痛，可知其为中医的血淋。血淋与尿血的鉴别点就在于是否有尿痛，有尿痛者是血淋，无尿痛者则是尿血。患者有尿痛故诊断为血淋。湿热蕴于下焦，膀胱气化不利是淋证的总病机。热迫血脉，血不循常道所以尿血，治疗应凉血止血，利水通淋。用小蓟饮子符合病机，疗效显著。

（三）补中益气汤《内外伤辨惑论》

组成：黄芪、甘草、人参、升麻、柴胡、陈皮、当归、白术。

主症：尿路感染属脾气不升者，症见尿频、尿急、尿痛，头晕目眩，视物模糊，耳鸣、耳聋，少气懒言，语声低微，面色萎黄，食欲缺乏，便溏，或者中气下陷而见脱肛，子宫脱垂，久泄久痢。

功效：补中益气，升阳举陷。

验案：胡某，女，30 岁。患者间断性血尿 2 年余。发病以来，尿血时发时止，劳累后则更易复发。外院诊断为慢性尿路感染，曾服用八正散、小蓟饮子等中药治疗，未能奏效。近日因劳累再次发作，伴有小腹坠胀，小便时有淋漓不尽感，气短懒言，身倦乏力，头晕目眩，面色萎黄，纳食差，便溏，舌淡红苔白，脉缓。尿常规：红细胞（＋＋＋），白细胞（＋＋）。处方：黄芪 30 g、人参 10 g、升麻 10 g、柴胡 10 g、陈皮 10 g、当归 20 g、白术 10 g、甘草 10 g。服药 40 剂后，患者来复诊，诉尿血偶尔可见，小腹坠胀感较前减轻，仍有气短懒言，身倦乏力等症，舌脉同前，继服前方 100 余剂后，诸症消失。

分析：患者血尿 2 年余，病史久。其他医生用八正散、小蓟饮子等利湿攻邪之品，未能奏效。脾主升清，脾气不升可见气短懒言，身倦乏力，头晕目眩等症。脾又主运化，脾气不升则见食欲差便溏。黄为脾的主色，脾气不升见黄色，故用补中益气汤以补益中气，升阳举陷，气旺以摄血，故病愈。

（四）导赤散《小儿药证直诀》

组成：生地、木通、竹叶、甘草。

主症：尿路感染属心经热盛者。症见心胸烦热，口渴而赤，喜冷饮，以及口舌生疮，或小便赤涩刺痛。

功效：清心养阴，利水通淋。

验案：丁某，男，25岁。血尿3 d。3 d前因食辛辣出现血尿，伴有尿痛，但无尿频、尿急。精神差，自诉牙龈经常发炎，口腔溃疡，食欲尚可，睡眠差，大便尚可。平时喜食辛辣，舌尖红苔薄黄，脉细数。尿常规：红细胞（＋＋），白细胞（＋）。处方：生地20 g、木通10 g、甘草15 g、淡竹叶20 g、黄连6 g、小蓟15 g、藕节15 g。服药7剂后来复诊，诉血尿已经消失，仍有口腔溃疡及牙龈痛，睡眠仍差，易做梦，舌脉同前。在原方基础上加茯神20 g，继服14剂后，自觉诸症好转，尿常规未发现异常。

分析："热在下焦则尿血"。可知尿血多属下焦有热，此案则是心火亢盛，因为心与小肠相表里，心火下移于小肠，从而见尿血。此外，患者平时喜食辛辣，很容易引起心火亢盛，引起牙龈发炎，口腔溃疡。用导赤散加黄连以泻心火，配小蓟、藕节以止血利尿。

（五）萆薢分清饮《丹溪心法》

组成：益智、乌药、川萆薢、石菖蒲。

主症：慢性肾脏病及尿路感染属下焦虚寒者，症见小便频数，浑浊不清，白如米泔，凝如膏脂。

功效：温暖下元，分清化浊。

验案：张某，女，28岁。自诉尿频、尿急3 d。3 d前没有明显诱因出现尿频、尿急，无尿痛，未经治疗。现症见尿频、尿急，伴有尿痛，小便混浊，尿量少，腰部疼痛，排尿时尤为明显，饮食正常，大便调，舌红苔薄白，脉沉。尿常规：红细胞（＋），白细胞（＋＋＋），蛋白（＋）。处方：萆薢15 g、石菖蒲20 g、乌药20 g、益智仁10 g、泽泻10 g、肉桂10 g、杜仲15 g、薏苡仁20 g。服药6剂后，复诊诉小便混浊较前好转，仍有尿频、尿急，腰部疼痛感消失，舌脉同前。守上方继服20余剂后，症状均消失，尿常规亦未见异常。

分析：本病案为下焦虚寒的膏淋（即小便混浊伴有尿痛）。腰为肾之府，下焦虚寒，不能温养腰府，故见腰部疼痛。尿的形成需要肾中阳气的温煦推动才能排出，下焦虚寒，故腰痛在排尿时加重。处以萆薢分清饮以温暖下元，分清化浊，加肉桂、杜仲以温补肾阳，强腰膝，伍泽泻、薏苡仁以健脾祛湿。

（六）一贯煎《续名医类案》

组成：沙参、麦冬、当归、生地、枸杞子、川楝子。

症状：慢性肾脏病及尿路感染属阴虚肝郁者，症见尿频、尿急、尿痛，或见双下肢水肿，胸脘胁痛，吞酸吐苦，咽干口燥，舌红。

功效：滋阴疏肝。

验案：张某，女，30 岁，2007 年 6 月来诊，反复尿频、尿急 2 年，再发 5 d。患者近 2 年来，反复出现尿频、尿急，经西药抗感染治疗，症状可缓解，但症状经常反复发作。5 d 前无明显诱因再发尿频、尿急，伴见头晕，头痛，耳鸣。现症见尿频，尿急，头晕，耳鸣，目涩，无发热恶寒，舌红苔薄黄，脉沉细。处方：沙参 15 g、麦冬 10 g、全当归 15 g、生地 15 g、川楝子 10 g、枸杞子 15 g、山药 15 g、山茱萸 15 g、茯苓 15 g、泽泻 10 g、丹皮 10 g、瞿麦 30 g、柴胡 10 g、黄芩 10 g、白茅根 30 g、车前草30 g。加服西药替硝唑，7 d 后复诊诉症状已好转。

分析：肝开窍于目，目涩提示肝阴虚；肝经入络于耳，故耳鸣。肝阴虚于下，则阳亢于上，故见头晕，头痛。舌红苔黄则提示患者体内热邪较重，脉沉细即为肝阴虚证，处以一贯煎，以滋阴疏肝，加茯苓、泽泻、丹皮、黄芩、白茅根、车前草以清热利尿。诸药合用以清热利尿，滋阴疏肝，故病愈。

（七）三金汤

组成：金钱草、海金沙、鸡内金。

主症：肾结石及尿路结石，症见尿中有小沙石，腰痛，小便刺痛。

功效：清热利湿，通淋排石。

验案：周某，男，30 岁。左侧腰部酸痛 4 个月，时好时坏，近无明显诱因，出现腰痛加剧，难以弯腰，遂来检查。尿常规：红细胞（＋＋）；肾脏彩超：左肾小结石。现症见腰痛，尿频，小便黄赤，小便刺痛，舌红苔薄黄，脉弦数。处方：金钱草 60 g、海金沙 20 g、萹蓄 20 g、瞿麦 20 g、黄芩 10 g、黄柏 10 g、茯苓 20 g、车前子 15 g、甘草 6 g。服 7 剂后腰痛明显减轻，去上方黄柏，继服 30 剂，尿常规阴性，左肾未见结石。

分析：患者腰痛，因左肾有结石，中医认为结石是病理产物，阻滞气血运行。气血运行不畅，不通则痛，舌红苔薄黄提示体内尚有余热，热迫血脉故见小便黄赤，热伤血络，则小便赤痛，热扰膀胱，膀胱失约则见尿频。治用三金汤为主方，以清热利湿，通淋排石，加黄芩、黄柏以清热，加茯苓、车前子等以利水。二诊时症状已明显好转。

（八）四妙勇安汤《验方新编》

组成：金银花、玄参、当归、甘草。

主症：尿路感染属热毒炽甚者，症见小便短赤，伴有灼热感，可伴皮肤红、肿、热、痛。

功效：清热解毒，活血止痛。

验案：范某，女，32 岁。自诉半年前无明显诱因出现尿频、尿痛，尿灼热感，伴有腰部酸痛感，无发热恶寒、咳嗽等症。于外院诊断为尿路感染。当时尿常规提示：白细胞（＋＋），红细胞（＋＋），用青霉素治疗后有所缓解，但经常反复发作，特别是劳累后更明显。近3 d因劳累再次诱发，小便短赤，尿频，尿急，伴有灼热感，无尿痛，腰部酸胀感明显，食欲缺乏，口干口苦，喜冷饮，大便偏干，舌红有瘀斑苔少，脉细数。尿常规：白细胞（＋＋），红细胞（＋＋）。处方：金银花30 g、玄参20 g、当归15 g、甘草10 g、黄芪30 g、白茅根20 g、车前草20 g。服上方7剂后，复诊诉尿频、尿急及尿灼热感消失，腰部仍有不适感，大便调，饮食尚可，舌红苔薄，脉细。在原方基础上加杜仲10 g，继服14剂后症状缓解，尿常规阴性。

分析：四妙勇安汤原用于治疗热毒炽盛的脱疽，有清热解毒，活血止痛的功效，金银花能清热解毒，玄参泻火解毒，养阴清热，当归活血补血，甘草能补气并调和诸药，四药配合能补中有清，清中有补。运用于此病案，正是中医异病同治的典范，患者见尿灼热感，口干口苦，喜冷饮，大便干，舌红有瘀斑苔少，均是热毒瘀血的症状，用四妙勇安汤正对病机。

（九）四逆散《伤寒论》

组成：甘草、枳实、芍药、柴胡。

主症：尿路感染及慢性肾脏病有阳郁厥逆者，症见尿频、尿急、尿痛，手足不温，或身微热，可伴见胁肋胀闷，脘腹疼痛或泄利下重。

功效：透邪解郁，疏肝理脾。

验案：赵某，女，38岁。患者3年前有急性肾盂肾炎病史，经外院治疗后好转。近3 d因生气后出现腰部酸胀，尿欲解而不尽来院诊治。现症见腰部酸胀，尿欲出而不尽，无尿痛，心烦易怒，胸腹胀满，食欲不佳，大便溏，舌淡苔薄黄，脉弦细。尿常规：白细胞（＋）。处方：枳实10 g、柴胡10 g、芍药20 g、甘草10 g、牛膝10 g、杜仲10 g、续断10 g、猪苓15 g、茯苓10 g、泽泻15 g、车前草10 g、黄芩6 g。服7剂后来复诊，诉症状已好转，继续服用此方共30余剂后，症状消失。

分析：慢性肾盂肾炎常因在急性期治疗不彻底而反复发作。本病案的治疗遵循“急则治其标、缓则治其本”的原则，患者小便不利则先利小便，胸腹胀满则先消其胀满。患者见脘腹胀满，食欲不佳，大便溏，并有烦躁易怒，此乃肝郁脾虚的症状，治疗用四逆散疏肝解郁，畅达气机，并加牛膝、杜仲、续断来强腰膝，伍猪苓、茯苓、泽泻、车前草来利水湿，配黄芩以清热。全方合用使郁滞得疏，气机得到恢复，则小便通畅，因而症状消失。

（十）四妙散《成方便读》

组成：黄柏、薏苡仁、苍术、牛膝。

主症：尿路感染及慢性肾脏病属湿热下注者，症见尿频、尿急，尿道口灼热疼痛，筋骨疼痛或双下肢乏力，或有下部湿疮，小便短赤，或湿热带下，舌苔黄腻。

功效：清热利湿。

验案：黄某，男，40 岁。患者 1 年前无明显诱因出现足趾红、肿、疼痛，曾于外院治疗，诊断为痛风，当时的血尿酸值不详，给予中药和西药治疗后，症状缓解。半年前出现小便赤涩疼痛，今来求诊，感小便赤涩疼痛，无尿频、尿急，双足趾关节红、肿、疼痛，饮食尚可，大便偏干，舌红苔黄腻，脉滑。尿常规：蛋白（－），红细胞（＋＋）。超声示双肾有小结石。处方：苍术 10 g、黄柏 10 g、薏苡仁 20 g、牛膝 15 g、猪苓 10 g、茯苓 15 g、金钱草 15 g、鸡内金 20 g、白茅根 15 g。服药 10 剂后，患者诉小便疼痛好转，但仍有双足趾关节疼痛，程度较前减轻，后以上方加减治疗 60 余剂，患者症状消失，实验室指标均正常。

分析：本案乃是因为脾胃的运化失常，湿热之邪内生，从而出现小便赤涩疼痛，苔黄腻即是湿热内蕴的表现。用四妙散加猪苓等利湿健胃排石之品，标本兼顾，故能取得较好的疗效。

（十一）归脾汤《正体类要》

组成：白术、当归、茯苓、黄芪、龙眼肉、远志、酸枣仁、木香、甘草、人参、生姜、大枣。

主症：慢性肾脏病及尿路感染属心脾气血两虚者，症见尿频、尿不尽，或血尿，伴双下肢水肿，心悸，健忘，失眠，盗汗虚热，体倦，食少，面色萎黄。

功效：益气补血，健脾养心。

验案：丁某，女，36 岁，尿血半年。半年前因劳累后出现血尿，于外院诊断为尿路感染，曾服用西药治疗，症状时有反复，后用凉血止血之品，症状仍有反复。近日因过度劳累后再发，现见尿血，面色萎黄，肢体倦怠，食欲不佳，健忘失眠，偶有心慌、心悸，舌淡苔薄白，脉细。尿常规：红细胞（＋＋＋）、白细胞（＋＋）。处方：白术 10 g、当归 15 g、茯苓 15 g、黄芪 30 g、龙眼肉 10 g、远志 15 g、酸枣仁 20 g、木香 10 g、党参 15 g、生地 15 g、丹参 10 g。服药 10 剂后，患者诉血尿先多后少，仍有健忘失眠，肢体疲乏，食欲不佳，但心慌、心悸的次数较前明显减少，舌脉同前。继服前方 70 余剂后，患者自觉诸症缓解。尿常规未见异常，嘱其服中成药归脾丸，3 次/d，每次 8 粒。

分析：用寒凉之品日久必伤脾胃之气，故见面色萎黄。脾胃是后天成长的根本，是气血生化的源泉。脾胃气虚故见肢体倦怠、食欲不佳等症。处以归脾汤以益气健脾摄血。伍丹参可以补血活血，祛瘀生新。瘀血不去则新血不能正常生成，故配生地以滋阴清热凉血。症状缓解后，改汤剂为丸剂以巩固治疗。

（十二）逍遥散《太平惠民和剂局方》

组成：柴胡、当归、茯苓、白芍、白术、甘草、生姜、薄荷。

主症：慢性肾脏病及尿路感染属肝郁血虚脾弱者，症见尿频、尿急，尿血，小腹连及会阴部坠胀疼痛，两胁作痛，头痛目眩，口燥咽干，神疲食少，或往来寒热，或月经不调，乳房胀痛。

功效：疏肝解郁，健脾和营。

验案：钟某，女，25岁。患者血尿半个月，半个月前因与男友吵架后出现尿中带血，呈洗肉水样，伴见尿痛，尿频、尿急，自服抗生素无效而来求诊。症见血尿，呈洗肉水样，伴尿道灼热感，尿频、尿急，两胁胀痛，口燥咽干，喜冷饮，神疲，食欲不佳，自诉月经来潮前乳房作胀，月经色淡，经量正常，白带无异常。体温36.5℃，双肾区无叩击痛，双下肢无水肿，舌淡红苔薄白，脉弦细。尿常规：红细胞（＋＋＋）、白细胞（＋）。处方：当归20 g、芍药15 g、柴胡10 g、淡竹叶15 g、茯苓15 g、白术10 g、薄荷6 g、甘草10 g、小蓟15 g、藕节15 g、白茅根20 g。服用7剂后，症状已明显好转，仍有两胁胀痛，食欲不佳，守上方加炒二芽各10 g，继服2月余，患者自觉诸症消失，遂于当地查尿常规，结果未见异常。

分析：患者乃因吵架后出现血尿，情志不畅，肝气郁结化火灼伤络脉，故见尿血。肝经循胸胁，故见两胁胀痛，肝郁易克脾土，故见食欲不佳，神疲。女性月经的来潮依赖肝藏血功能的正常发挥。肝气郁结，则见来潮前乳房胀痛，月经色淡。处以逍遥散以疏肝解郁，健脾益气，伍白茅根、藕节、小蓟以凉血止血。

（十三）荆防败毒散《摄生众妙方》

组成：羌活、独活、柴胡、前胡、枳壳、茯苓、荆芥、防风、桔梗、川芎、甘草。

主症：急性肾炎属风湿毒侵者，症见尿少色赤，尿频，疮肿，恶寒发热，无汗不渴，全身水肿以颜面为甚，皮肤光亮。

功效：发汗解表，利湿解毒。

验案：万某，女，36岁。患者3 d前受寒后出现恶寒发热，无汗，排尿不适，且有尿频、尿急，尿灼热感，有时出现寒战。去外院诊治，当时体温是38℃，尿常规：红细胞（＋＋）、白细胞（＋＋）、脓细胞少许。诊断为急性尿路感染，用抗生素及解热镇痛药后，体温下降，但第2天又复发，遂来求诊。现症见发热恶寒，尿频、尿急，尿道灼热感，大便调，食欲不佳，睡眠可，舌红苔薄白，脉数。体温37.8℃，尿常规：白细胞（＋＋）、红细胞（＋＋）。处方：荆芥10 g、防风10 g、羌活15 g、独活10 g、柴胡6 g、前胡10 g、茯苓10 g、栀子6 g、桔梗6 g、小蓟20 g、白茅根20 g、炒二芽各10 g、芦根20 g。服药4剂后，热退，继续服前方7剂后，尿频、尿急、尿道灼热感消失，仍以前方进药20余剂，诸症消失，尿常规阴性。

分析：本案患者恶寒发热即为有表证，乃因寒湿外侵，阻滞气机，阳气不能外达所致。又有尿频、尿急、尿痛，是湿热之邪蕴于下焦，阻滞膀胱气化所致。用荆防败毒散加减，配栀子以清热利湿，炒二芽以健脾消食，伍小蓟、白茅根、芦根以滋阴生津，利尿止血，全方共奏解表清热，祛湿止血之功。

三、腰痛

（一）六味地黄丸《小儿药证直诀》

组成：熟地、山茱萸、山药、泽泻、丹皮、茯苓。

主症：急慢性肾小球肾炎属肾阴亏虚者，症见腰膝酸软，头晕目眩，耳鸣，耳聋，盗汗，双下肢水肿。

功效：滋阴补肾。

验案：孙某，女，52岁，腰痛伴尿血半年。现症：腰痛，间断性眩晕，舌红苔薄黄，脉沉细。处方：黄芪15 g、芦根30 g、女贞子30 g、旱莲草30 g、茯苓15 g、仙鹤草30 g、生地15 g、山茱萸15 g、黄芩10 g、白茅根30 g、泽泻10 g、丹皮10 g。前后共用30余剂，症状消失。

分析：腰为肾之腑，肾脏的各种病理变化都可能会引起腰部不适。问诊得知其有眩晕，阴虚不能濡养清窍，故眩晕。舌红乃阴虚内热之象，苔黄则提示体内还有热邪。脉沉细即是阴虚的明证。用六味地黄丸为基本方，加女贞子、旱莲草以加强滋阴的功效，再加黄芪以补气，气旺则阴液旺。加黄芩、白茅根、芦根以滋阴清热兼利小便。

（二）知柏地黄丸《医方考》

组成：熟地、山茱萸、干山药、泽泻、丹皮、茯苓、知母、黄柏。

主症：急慢性肾小球肾炎属肾阴亏虚兼有热者，症见腰膝酸软，耳鸣、耳聋，潮热，双下肢水肿，舌红苔黄。

功效：滋阴降火。

验案：张某，男，30 岁。腰酸痛，伴头晕及全身乏力半年。患者半年前因发热后劳累过度，遂出现腰酸痛，头晕，口干欲饮，手足心热，潮热，饮食正常，二便调，双下肢无水肿。舌红苔少，脉细数。尿常规：蛋白（＋＋）、红细胞（＋），肾功能正常。处方：知母 10 g、黄柏 10 g、生地 15 g、山茱萸 15 g、茯苓 15 g、泽泻 15 g、丹皮 10 g、山药 10 g、半枝莲 20 g。服药 2 周后，患者自觉腰酸痛较前好转，头晕亦减轻，仍有口干喜饮，手足心热。尿常规：蛋白（＋）、红细胞（＋）。处方：在原方基础上加芦根 20 g。后以原方为基础加减运用治疗 2 月余，诸症消失。

分析：腰为肾之府，肾阴虚内热，故见腰酸痛。肾精不能濡养清窍，故见头晕，口干欲饮、手足心热、潮热均是阴虚内热的典型症状。舌红苔少、脉细数更是阴虚内热的明证。用知柏地黄丸加半枝莲以养阴清热解毒，全方合用共行滋阴清热之功。

（三）杞菊地黄丸《麻疹全书》

组成：熟地、山茱萸、干山药、泽泻、丹皮、茯苓、枸杞、菊花。

主症：急慢性肾小球肾炎属肝肾阴虚者，症见腰膝酸软，两目昏花，视物模糊，或眼睛干涩，迎风流泪。

功效：滋肾养肝明目。

验案：闻某，女，48 岁，双下肢水肿，腰膝酸软，伴两目昏花，偶耳鸣。舌红苔薄，脉沉细。以杞菊地黄丸 8 片，3 次/d。服药 1 个月后，症状明显好转，继服 2 个月后，诸症消失。

分析：患者两目昏花，有耳鸣，即知患者肝肾阴虚，因为肝开窍于目，而肾开窍于耳。肝肾阴虚不能濡养清窍，故出现耳鸣，双目昏花。处以杞菊地黄丸可以滋阴养肝明目，契合病机和症状，故疗效显著。

（四）二至丸（又名女贞丹）《扶寿精方》

组成：女贞子、旱莲草。

主症：急慢性肾小球肾炎属肝肾阴虚者，症见眩晕耳鸣，失眠多梦，口苦咽干，腰膝酸痛，下肢痿软，须发早白，女性可见月经量多。

功效：滋补肝肾。

验案：余某，男，26 岁。肉眼血尿，伴有腰痛，以晨间为著，双下肢水肿不明显，但每周有遗精。舌红苔薄黄，脉弦细。处方：女贞子 20 g、旱莲草 20 g、制首乌 15 g、生地 15 g、白茅根 15 g、栀子 12 g、地榆 15 g、知母 10 g、小蓟 15 g、黄柏 12 g、泽泻 12 g、丹皮 12 g、车前草 12 g。服药 10 剂后，自诉腰痛减轻。守上方去栀子，加桑葚子，继服 50 剂而诸症消失。

分析：患者脉弦细提示虚证，问诊知每周有遗精，提示为肾阴亏虚，相火妄动，故遗精。虚火灼伤血络，故见肉眼血尿。以二至丸为主方加制首乌、生地以加强滋阴，再伍栀子、黄柏、知母、泽泻、丹皮以泄虚火，配白茅根、地榆、小蓟、车前草以利水止血。全方共奏补肝肾，利水泄热止血之功。

（五）肾气丸《金匮要略》

组成：熟地、山茱萸、山药、泽泻、丹皮、茯苓、桂枝、附子。

主症：急慢性肾小球肾炎属肾阳不足者，症见腰痛，肢体乏力，半身以下常有冷感，少腹拘急，小便不利或小便反多，入夜尤甚，男性可见阳痿、早泄。

功效：补肾助阳。

验案：陈某，男，40岁。患者诉小便不利及全身水肿半年。患者半年前因劳累后出现小便不利及全身水肿。曾于当地医院查尿常规，尿蛋白（++），诊断为肾病综合征，经激素及其他药物治疗后无效。现症见面浮身肿，腰以下甚，尿少，腰酸冷痛，四肢欠温，畏寒喜暖，面色㿠白，神疲。血压150/80 mmHg，双下肢凹陷性水肿，双肾区无叩击痛。舌淡胖苔白，脉沉细。尿常规：蛋白（++）。处方：以金匮肾气丸加减。桂枝10 g、附子10 g、山茱萸15 g、山药15 g、生地20 g、泽泻15 g、丹皮15 g、茯苓20 g、猪苓15 g、车前草15 g。服药1个月后，患者水肿较前明显好转，腰部无明显不适，小便正常，精神佳。血压140/70 mmHg，双肾区叩击痛阴性，双下肢无水肿。尿常规：蛋白（+）。继服5个月后复查，尿常规阴性。

分析：肾为一身阴阳之根本，肾阳不足，则膀胱气化不利，故见尿少；阳气不足，不能正常温煦四肢，故见四肢欠温，畏寒喜暖；水性趋下，故见腰以下肿甚。本病案的病机是肾阳不足，故以肾气丸补肾助阳，阳气得复，则膀胱气化如常，症状消失。

（六）济生肾气丸《严氏济生方》

组成：肉桂、附子、熟地黄、山茱萸、山药、茯苓、泽泻、车前子、丹皮、牛膝。

主症：慢性肾脏病属肾阳不足，水湿内停者，症见腰膝疼痛，下肢乏力，腰以下有冷感，小便多，全身水肿或双下肢水肿，苔腻。

功效：温补肾阳，利水消肿。

验案：任某，男，28 岁。夏季在外干活时淋雨，未更换衣服而继续干体力活，从而出现面浮足肿，腹胀，未经治疗，全身水肿加重。现症见全身水肿，腰痛，伴有冷感，小便多，大便调，饮食正常，舌淡苔白，脉沉细。尿常规：蛋白（＋＋）。处方：附子 10 g、茯苓 20 g、泽泻 20 g、山茱萸 20 g、山药 15 g、车前子 20 g、丹皮 15 g、肉桂 10 g、牛膝 10 g。服药 10 余剂后觉水肿减轻，但仍有腰部冷感，二便调，舌脉同前。尿常规：蛋白（＋）。继用前方半年余，症状缓解。

分析：此病案是因外感水湿之邪而诱发。病机应是肾阳不足，水湿停聚。肾为一生阴阳之本，又主水液，水液的正常代谢依赖于肾阳的温煦推动，肾阳不足故见水肿。腰为肾之府，患者见腰部有冷感，此乃肾阳不足的表现。肾阳不足，则膀胱气化失常，故见小便多。用济生肾气丸以温补肾阳，利水消肿。

（七）桃核承气汤《伤寒论》

组成：桃仁、桂枝、大黄、芒硝、甘草。

主症：慢性肾脏病属下焦蓄血者，症见腰痛，少腹急结，小便自利，妇女经闭或痛经。

功效：泄热通腑。

验案：甘某，男，50 岁。患者突发左下腹剧烈疼痛连及左侧腰部，小便短涩赤痛，大便未解，坐卧不安。左下腹压痛明显，左肾区叩击痛（＋），舌暗红苔黄腻，脉沉涩。尿常规：蛋白（＋＋）、红细胞（＋＋＋）、白细胞（＋＋）。腹部平片：左输尿管中段可见 2 mm×4 mm 的结石。处方：桃仁 20 g、大黄 10 g、芒硝 15 g、桂枝 15 g、甘草 10 g、金钱草 20 g、鸡内金 20 g、玄胡15 g。服药 2 剂后，解黑色大便，疼痛随之缓解。继服 15 剂症状消失，并排出结石。

分析：湿热蕴结，热与瘀血互结于下焦，阻滞气机，则见腰腹疼痛。湿热煎熬尿液发为结石，阻塞尿道，从而出现小便短涩赤痛。辨证为下焦蓄血证，用桃核承气汤以泄热逐瘀，加金钱草、鸡内金以排石通淋，加玄胡以止痛。

第二节　肾脏病单方验方

一、水肿病单方验方

（一）赤小豆治脾虚水肿

【用法】赤小豆 500 g，煮汁服用。

【功效】利水除湿，活血排脓，消肿解毒。

【出处】《备预百要方》。

【点评】王好古说："治水者唯知治水，而不知补胃，则失之壅滞。赤小豆消水通气而健脾胃，乃其药也。"《本草新编》记载："赤小豆可暂用以利水，而不可久用以渗湿。赤小豆专利下身之水，而不能利上身之湿。"历代医家对赤小豆之功颇为称赞，不仅治水肿功效佳，且可用于脚气、黄疸、泻痢、便血、痈肿的治疗。

（二）黑豆治肾虚水肿

【用法】黑豆煮熟，去皮，烘焙干燥，研成粉末，用米汤水调服，每次 6 g，3 次/d。

【功效】活血、利水、祛风、解毒。

【出处】《急救仙方》。

【点评】《本草纲目》记载："黑豆入肾功多，故能治水、消胀、下气、治风热而活血解毒，所谓同气相求也。"崔禹锡《食经》记载："煮饮汁，疗温毒水肿，除五淋，通大便，去结积。"黑豆、赤小豆均为五谷成员，不仅可调养身体，更可治疗疾病，集食疗、药疗于一身，是为肾脏病患者平时饮食之佳品。

（三）香薷治水病水肿，气胀不消食，或暑湿水肿

【用法】香薷 25 000 g，锉入锅中，加水久煮，去渣再浓煎，浓到可以捏丸时，即做成丸子，如梧子大。每服 5 丸，3 次/d，药量可以逐日加一点，以小便能畅为愈。

【功效】发汗解暑，行水散湿，温胃调中。

【出处】《卫生易简方》。

【点评】现代研究表明，香薷的主要成分是海州香薷，含挥发油。这种挥发油具有抗病原微生物的作用，对病原微生物有较强的抑杀作用。此外还有利尿、镇咳和祛痰的作用。肾脏病患者，特别是水肿患者，多因水液代谢障碍，导致水湿停聚体内而成肿或聚湿成痰。因而不论是香薷的历代医家对其评价，还是现代研究，都表明其可用于肾脏病患者的治疗。

（四）苦丁香治脾胃虚寒之水肿

【用法】苦丁香研成细末，与枣肉共煮为丸，如梧子大，每次服药 30 丸，煎枣汤送下，空腹服。

【功效】吐风痰宿食，泄水湿停饮。

【出处】《袖珍方》。

【点评】《本草再新》记载："苦丁香，开九窍，舒郁气，祛风，行水。"历代医家认为，苦丁香行气之功较佳，故可祛风行水，利小便，消水肿。现代研究表明，苦丁香有抗菌、抗病毒的作用，更有护肝、增强免疫功能。但在这里，苦丁香提高肾脏病患者的免疫功能排在其次，关键是其行气利水之功，可减轻患者的肿胀之苦。但临床应用时应该特别注意，需要严格辨证用药，李东垣认为丁香"气血胜者不可服，丁香益其气也"。故患者应在

医生指导下用药，切不可像食疗方一样擅用。

（五）枳壳治风水皮肤痒

【用法】枳壳 30 g，研成细末，代茶饮。

【功效】破气，行痰，消积，祛风利水。

【出处】《卫生易简方》。

【点评】《日华子本草》记载："枳壳，健脾开胃，调五脏，下气。""除风明目及肺气水肿，利大小肠、皮肤痒。"历代医家都注重枳壳的破气消积之功，少有人关注其祛风利水之效。按照中医的气血理论，枳壳可行气，气行则水行，因此枳壳可以利水，消皮水。现代研究表明，枳壳对心脏有兴奋作用，可增强心肌收缩力，增加心排血量，改善心脏泵血功能。依此推理，心脏功能的增强可改善血液循环，因而水液可正常代谢，进而减轻水肿。需注意孕妇慎用。

二、淋证单方验方

（一）三白草治淋浊、利小便、解热毒

【用法】三白草 15 g，水煎内服；或三白草 30 g，捣汁内服；或捣汁，酒饮之。

【功效】清利湿热，消肿，解毒。

【出处】《岭南采药录》。

【点评】《纲目拾遗》称三白草为水木通，辛温，有小毒。可用于治疗水肿、脚气、黄疸、淋浊、带下、痈肿、疔毒、痢疾、蛇咬伤等疾病。其主要功效为利湿消肿，是治疗水肿的药物。因其有小毒，故临床应用时当慎重。

（二）马齿苋治小便热淋

【用法】马齿苋 60 g，捣汁饮服。

【功效】清热解毒，散血消肿。

【出处】《太平圣惠方》。

【点评】《本草纲目》认为马齿苋具有解毒通淋的作用。《开宝本草》亦认为马齿苋具有利大小便、去寒热的功效。现代研究表明，马齿苋具有抗菌、改善脂质代谢的作用，故对尿路感染引起的尿频、尿急、尿不尽等症状有一定的治疗作用。

（三）车前子治血淋

【用法】车前子晒干为末，每次服用 6 g；或车前叶煮汤服用。

【功效】清热利尿，渗湿止泻，明目，祛痰。

【出处】《普济方》。

【点评】车前子性味甘淡，性微寒，《医学启源》认为车前子主小便不通，可导小肠中热。历代医家也常用车前子来清热利尿，治疗各种水湿疾患，车前子更是现代中医名家治疗肾病的常用药。但临床应用时需分清车前子和车前草的异同。车前子甘寒滑利，长于利尿渗湿清热，能使水湿、湿热之邪从小便出；又入肝、肺而兼清肝明目、清肺化痰止咳之功。既善治小便不利、赤涩热痛，暑湿泄泻；又可治肝热目赤肿痛、肾虚目暗不明，以及痰热咳嗽等症。近年还用于治高血压。车前草的性味功效与车前子相似，但长于清热解毒凉血，又善治痈肿疮毒、湿热泻痢等症。车前子应包煎，车前草用量宜大。

（四）冬葵子治血淋及虚劳血尿

【用法】冬葵子 60 g，加水煮服，3 次/d。

【功效】利水，滑肠，下乳，清热排脓。

【出处】《千金方》。

【点评】陶弘景认为冬葵子能下石淋，亦治疗妊娠子淋。冬葵子性甘寒，入大小肠、膀胱经。可用于治疗二便不通、淋病、水肿、妇女乳汁不行、乳房肿痛多种疾病，也可作为食疗常用药物。

（五）黄芩治淋亦主下血

【用法】黄芩 120 g，细切，以水 2 000 ml，煮取 250 ml，分4～6 次服用。

【功效】清热燥湿，泻火解毒，止血，安胎。

【出处】《千金翼方》。

【点评】《滇南本草》认为黄芩上行泻肺火，下行泻膀胱火，治男子五淋，女子暴崩。黄芩性味苦寒，归肺、胆、脾、大肠、小肠经。中医常用于治疗湿温、暑温胸闷呕恶，湿热痞满，泻痢，黄疸，肺热咳嗽，高热烦渴，血热吐衄，痈肿疮毒，胎动不安。现代研究表明，黄芩具有明显的调节免疫功能、抗感染作用。

三、腰痛单方验方

（一）丝瓜子治腰重痛

【用法】用老丝瓜烧灰存性，研末，每服 9 g，用黄酒 30 ml 冲服，2 次/d。

【功效】清热化痰，凉血解毒。

【出处】《卫生杂兴》。

【点评】《本草求真》认为丝瓜性属寒物、味甘体滑。凡人风痰湿热，蛊毒血积，留滞经络，发为痈疽疮疡、崩漏肠风、水肿等症者，服之有效，以其通经达络，无处不至。故丝瓜子不仅是腰痛的治疗经验方，更是水肿的治疗良方，是肾病患者饮食与药膳结合的良药。

（二）橘核、杜仲治气滞腰痛

【用法】用橘核、杜仲炒研为末，每服 6 g，酒适量，煎后和渣空腹服之，2 次/d。

【功效】橘核有行气健脾、降逆止呕、调中开胃、燥湿化痰之功；杜仲可补肝肾，强筋骨，安胎。

【出处】《简便单方》。

【点评】中医认为肝主疏泄，主全身气机的通畅调达，肝郁则气机不利，不通则痛。又肝肾同源，故治疗肝气郁结所致的腰痛应理气与补肝肾并用。《药性论》："治肾冷臀腰痛，腰病人虚而身强直，风也。腰不利加而用之。"故橘核行郁结之气，杜仲补肝肾之虚，标本同治，腰痛自除。

（三）枸杞子治疗肾虚腰痛

【用法】枸杞叶炖猪腰，猪腰 2 只，枸杞叶 150 g，将猪腰洗净切块，与枸杞叶加水炖汤，加少许盐。

【功效】补肾益精，养肝明目，补血安神，生津止渴，润肺止咳。

【出处】《景岳全书》。

【点评】枸杞子性味甘平，可用于治疗肝肾阴亏，腰膝酸软，头晕，目眩，目昏多泪，虚劳咳嗽，消渴，遗精。枸杞虽然具有很好的滋补和治疗作用，但也不是所有的人都适合服用，尤其对发热、感染急性期和腹泻的人应慎用。

（四）鹿茸、菟丝子治疗肾虚腰痛

【用法】用鹿茸（炙）、菟丝子各 50 g，茴香 25 g，共研为末，以羊肾两对，酒泡后煮烂，捣如泥，和成丸子，如梧子大。每服 30～50 丸，温酒送下，3 次/d。

【功效】鹿茸可壮元阳，补气血，益精髓，强筋骨；菟丝子可补肾固精，养肝明目，止泻，安胎。

【出处】《百一选方》。

【点评】鹿茸为"东北三宝"之一，具有补肾壮阳之功。现代研究表明，它能增强肾脏的利尿功能，还能兴奋离体肠管及子宫，促进肾脏的排泄，进而起到护肾、强身健体之功，对肾虚腰痛、排尿不畅的肾病患者有保健与治疗之功。菟丝子含黄酮类、树脂苷、糖类，具有补肾固精之效，对小鼠“阳虚”模型有治疗作用。二药合用，为温阳补肾、治疗肾虚之常用组合。

四、血尿单方验方

（一）苎麻根治疗各种尿血

【用法】苎麻根 10 根，水 500 ml，煎药 200 ml，2 次/d。

【功效】止血，安胎，清热，利尿。

【出处】《肘后备急方》。

【点评】苎麻根性味甘寒，具有凉血止血，清热安胎，利尿，解毒之功。可治疗血热妄行所致的咯血、吐血、衄血、血淋、便血、崩漏、紫癜、胎动不安、胎漏下血、小便淋沥、痈疮肿毒以及虫蛇咬伤等各种出血证。现代研究表明，用野苎麻的提取物浸泡大、小鼠尾端的人工创面，可减少血量，出血时间缩短，故苎麻根具有较好的止血之功。

（二）发灰散治疗尿血

【用法】用乱发热灰 6 g，以米醋 2 ml，米汤少许调服，3 次/d。

【功效】收敛止血，化瘀利尿。

【出处】《三因方》。

【点评】现代研究表明，发灰散的主要成分是一种优质蛋白，含水分 12％～15％，脂肪 3.5％～5.8％，氮 17.4％，硫 5.0％，灰分 0.3％；灰分中含钙、钾、锌、铜、铁、锰、砷。发灰散能明显缩短出、凝血时间及血浆复钙时间，发灰散煎剂对金黄色葡萄球菌、伤寒杆菌、甲型副伤寒杆菌及福氏痢疾杆菌有较强的抑制作用。

（三）槐花、郁金用于血热尿血

【用法】槐花（炒）、郁金（煨）各 50 g，为末，每服二钱，淡豉汤下。

【功效】槐花清热凉血止血；郁金行气解郁、凉血破瘀。

【出处】《类政治裁》。

【点评】现代研究表明，槐花中的成分芸香苷及其苷元槲皮素能保持毛细血管正常的抵抗力，减少血管通透性，可使因脆性增加而出血的毛细血管恢复正常的弹性，对局部水肿及坏死有抑制作用。郁金含有挥发油（莰烯、樟脑、倍半萜烯等）、姜黄素、姜黄酮等，另含淀粉、多糖、脂肪油、橡胶、水芹烯等。郁金有保护肝细胞、促进肝细胞再生、去脂和抑制肝细胞纤维化的作用。

（四）琥珀末治尿血日久及阴虚火旺之尿血

【用法】琥珀研成细末，每次 6 g，用灯芯草、薄荷煎汤服用。

【功效】散瘀止血，利尿通淋，镇静安神。

【出处】《卫生易简方》。

【点评】琥珀是一种古老的宝石饰品材料，有近 6 000 年的历史。琥珀入膀胱经，能利水、活血化瘀，还能消痛镇惊。用灯芯草、薄荷水煎调服，既能治疗尿血日久不止，又能治疗肾阴虚火旺之尿血。

（五）鹿角胶丸治寒证血尿

【用法】用鹿角胶 15 g，没药 10 g 为末，以茅根汁打糊，丸如梧桐子大小，每服 50 丸，盐汤下。

【功效】鹿角胶具有壮元阳、补气血、生精髓、暖筋骨之功；没药可以活血散瘀、消肿止痛。

【出处】《济生方》。

【点评】鹿角胶含有铜、钠、钾、钙等微量元素和丙氨酸、精氨酸、赖氨酸、谷氨酸、脯氨酸等水解氨基酸。《圣惠方》鹿角胶煎方治五劳七伤、身无润泽、腰脊疼痛、四肢沉重，久服添骨髓、好颜色、祛风气、润鬓发。没药性味苦平，具有活血散瘀之功。现代研究表明，其所含挥发油对霉菌有轻度抑制作用，可使麻醉狗股动脉血流量增加，血管阻力下降。此验方以鹿角胶温肾驱寒，以没药活血止血，对肾脏病患者中血尿属寒证者效果较好。

（六）龙骨治妇人无故尿血

【用法】龙骨 30 g，酒调，服 5 g，3 次/d。

【功效】龙骨可镇惊安神，敛汗固精，止血涩肠，生肌敛疮。

【出处】《丹溪心法》。

【点评】《医学衷中参西录》：龙骨，质最黏涩，具有翕收之力，故能收敛元气，镇安精神，固涩滑脱。凡心中怔忡、多汗淋漓、吐血衄血、二便下血、遗精白浊、大便滑泄、小便不禁、女子崩带，皆能治之。有报道称服龙骨煎剂致严重心律失常，因此服用龙骨时要注意不良反应的发生。龙骨归肾经，对于无故尿血者，龙骨可充分发挥其收敛固涩作用，对肾脏病引起的血尿效果亦佳。

（七）刘寄奴治疗血瘀之尿血

【用法】刘寄奴为末，茶调，空心服二钱。

【功效】破血通经，敛疮消肿。

【出处】《濒湖集简方》。

【点评】刘寄奴为菊科多年和草本植物奇蒿的全草。中医认为其性温、味苦，具有破血通经、敛疮消肿的功效。外伤出血、局部肿胀可用本品煎汤淋洗疮口，能消炎止痛，防止感染。刘寄奴有活血祛瘀之功，茶叶有利尿解毒作用，二者合用治疗火毒破血夹有血瘀之尿血。

（八）生地、地榆治疗膀胱热结之尿血

【用法】生地 30 g，地榆 6 g，蒸熟服用，2 次/d。

【功效】生地清热凉血、养阴、生津；地榆凉血止血、清热解毒。

【出处】《石室秘录》。

【点评】生地性凉味甘，入心、肝、肾经，具清热滋阴、凉血止血、生津止渴的功效。现代药理研究表明，地黄具有抗辐射、保肝、降低血糖、强心、止血、利尿、抗真菌的作用。地榆性凉味苦、酸，现代研究亦表明其具有止血和抗凝作用。

五、肾结石单方验方

（一）石苇、冬葵子、金钱草排石

【用法】石苇 30 g，冬葵子 30 g，金钱草 30 g，水煎服。

【功效】石苇利水通淋，清肺化痰，凉血止血；冬葵子行水滑肠，通乳，清热排脓；金钱草清利湿热，通淋，消肿。

【出处】《圣惠方》。

【点评】石苇性苦味甘、寒，可治疗淋病、水肿、小便不利、痰热咳喘、咯血、吐血、衄血、崩漏、外伤出血等多种疾病。冬葵子性味甘、寒，可治疗淋证、二便不通、水肿、乳房肿痛、妇女乳汁不下等病症。陶弘景认为以秋种葵，覆养经冬，至春作子，谓之冬葵，入药用性至滑利，能下石。金钱草用于热淋、石淋、沙淋、尿涩作痛、黄疸尿赤、痈肿疔疮、毒蛇咬伤，肝胆结石，尤善治疗石淋，可单味浓煎代茶饮服。三药合用可通淋排石，治疗尿路结石。

（二）海金沙治疗肾结石

【用法】茶叶 30 g、海金沙 60 g，共研细末，用生姜、甘草汤

调下，每次顿服 10 g，3 次/d。

【功效】清热解毒，利水通淋。

【出处】《本草图经》。

【点评】海金沙性味甘、淡、寒，《纲目》记载："治湿热肿满，小便热淋、膏淋、血淋、石淋，茎痛，解热毒气。"海金沙是历代医家治疗各种淋证的常用药，尤其是治疗石淋。

（三）鸡内金、玉米须可排石

【用法】用鸡内金、玉米须各 50 g，煎一碗汤一次服下，2～3 次/d，连服 10 d。

【功效】鸡内金消食健胃，涩精止遗；玉米须利尿消肿，清肝利胆。

【出处】《岭南采药录》。

【点评】《医学衷中参西录》记载："鸡内金，鸡之脾胃也。中有瓷、石、铜、铁皆能消化，其善化瘀积可知。"鸡内金具有消食化滞之功，能排胆系、泌尿系的结石。现代研究表明，玉米须能利尿，还加速血液凝固，增加血中凝血酶原含量，提高血小板数量，故可作为止血药兼利尿药，常用于尿路结石。

六、蛋白尿单方验方

（一）木香、当归、没药治疗小便浑浊

【用法】木香、当归、没药等分为末，以浓茶汁调为丸，梧桐子大，盐汤下，2 次/d，每次 6 g。

【功效】木香行气止痛，调中导滞；当归补血活血，调经止痛，润肠通便；没药行气活血，消肿定痛。

【出处】《普济方》。

【点评】木香性味辛、苦、温，为芳香理气之佳品。气机通畅则膀胱气化正常，能分清泌浊，排尿通畅，一方面留住蛋白质等

精微物质，另一方面从肾脏排出有毒物质。配合当归的补血、润肠，没药的活血、消肿，都有助于尿液的正常排泄，从而防止有毒物质聚集于肾脏和蛋白质通过肾脏排出，进而减少蛋白尿。

（二）益智仁治疗尿浊兼腹胀

【用法】益智仁盐水浸炒，厚朴、姜汁炒等分，姜 3 片，枣 1 枚，水煎服。

【功效】温脾开胃摄唾，暖肾固精缩尿。

【出处】《永类钤方》。

【点评】益智仁味辛，性温，入脾、肾经，具有温脾开胃摄唾、暖肾固精缩尿之功，可以治疗冷气腹痛、中寒吐泻、多唾、遗精、小便余沥、夜尿多等症状。配合厚朴的行气之功，姜汁的温胃之效，大枣的养脾之功，可以治疗各种寒证的蛋白尿。

（三）黄芪、茯苓治疗小便白浊

【用法】黄芪 50 g、茯苓 100 g 研成末，每次 3～4 g，2～3 次/d。

【功效】黄芪补脾益气，补肺固表，利尿消肿；茯苓渗湿利水，健脾和胃，宁心安神。

【出处】《经验良方》。

【点评】现代研究表明，黄芪有增强机体免疫功能、保肝、利尿、抗衰老、抗应激、降压和较广泛的抗菌作用，能减少实验性动物的蛋白尿，增强心肌收缩力，调节血糖。茯苓有明显的利尿作用，二药合用即可起到减少蛋白尿的良好作用。

七、虚劳单方验方

（一）女贞子、旱莲草治疗潮热、腰酸兼头发早白

【用法】女贞子、旱莲草等分，研成粉末，蜂蜜做成丸药，梧桐子大小。

【功效】女贞子补益肝肾、清虚热、明目；旱莲草补益肝肾；凉血止血。

【出处】《证治准绳》。

【点评】女贞子性味甘、苦、凉，治疗肝肾阴虚内热致虚劳、腰痛、早衰、女子月经不调等症。现代研究表明，女贞子通过增强细胞表面受体的活性而促进 T 细胞的活性，对免疫功能低下有调节作用。旱莲草性味甘、酸、凉，治疗肝肾不足、头晕目眩、须发早白、吐血、咯血、衄血、便血、血痢、崩、漏、外伤出血等多种病症。故在肾脏病患者中多用女贞子、旱莲草来治疗体虚乏力、潮热心烦的症状，一方面可以滋补肝肾之阴，另一方面能治疗血尿。

（二）天冬、熟地、人参治疗全身乏力、头晕头痛

【用法】天冬、熟地、人参各 15 g，水煎服，3 次/d。

【功效】天冬养阴润燥，清火，生津；熟地补血滋阴，补精益髓；人参大补元气，固脱生津，安神。

【出处】《活法机要》。

【点评】现代研究表明，天冬能升高外周白细胞、增强网状内皮系统吞噬功能，具有调节体液免疫、广谱抗菌、止血和抗白血病等作用。熟地用于血虚萎黄、眩晕、心悸失眠、月经不调、崩漏等症，亦可用于肾阴不足的潮热骨蒸、盗汗、遗精、消渴等症。人参大补元气，对气虚乏力之人较为适宜，但切记只能用于有虚证之人，否则适得其反。三药合用古称“三才汤”，适合肾精不足、气阴两虚的肾脏病患者。

第三节　肾脏病常用中成药

（一）百令胶囊

组成：发酵冬虫夏草菌粉。

功效：补肺肾，益精气。

主治：肺肾两虚引起的咳嗽、气喘、咯血、腰背酸痛，面目水肿，夜尿清长；慢性支气管炎、慢性肾功能不全的辅助治疗。

（二）黄葵胶囊

组成：黄蜀葵花。

功效：清利湿热，解毒消肿。

主治：用于慢性肾炎之湿热证，症见水肿、腰痛、蛋白尿、血尿、舌苔黄腻等。

（三）肾炎舒片

组成：苍术、茯苓、白茅根、防己、生晒参、黄精、菟丝子、枸杞子、金银花、蒲公英等。

功效：益肾健脾，利水消肿。

主治：用于治疗脾肾阳虚型肾炎引起的水肿、腰痛、头晕、乏力等症。

（四）雷公藤多苷片

组成：雷公藤多苷。

功效：祛风解毒、除湿消肿、舒筋通络。

主治：用于风湿热瘀、毒邪阻滞所致的类风湿性关节炎，肾病综合征，白塞综合征，麻风反应，自身免疫性肝炎等。

（五）昆明山海棠片

组成：昆明山海棠。

功效：祛风除湿，舒筋活络，清热解毒。

主治：用于类风湿性关节炎，红斑狼疮。

（六）火把花根片

组成：昆明山海棠。

功效：祛风除湿，舒筋活络，清热解毒。

主治：用于类风湿性关节炎，红斑狼疮。

（七）金水宝胶囊

组成：发酵虫草菌粉。

功效：补益肺肾、秘精益气。

主治：用于肺肾两虚，精气不足，久咳虚喘，神疲乏力，不寐健忘，腰膝酸软，月经不调，阳痿早泄；慢性支气管炎、慢性肾功能不全、高脂血症、肝硬化见上述证候者。

（八）至灵胶囊

组成：冬虫夏草。

功效：补肺益肾。

主治：用于肺肾两虚所致咳喘、水肿等症，亦可用于各类肾病、慢性支气管哮喘、慢性肝炎及肿瘤的辅助治疗。

（九）三金片

组成：金樱根、菝葜、羊开口、金沙藤、积雪草。

功效：清热解毒，利湿通淋，益肾。

主治：下焦湿热所致的热淋、小便短赤、淋漓涩痛、尿急频数；急慢性肾盂肾炎、膀胱炎、尿路感染见上述证候者；慢性非细菌性前列腺炎属肾虚湿热下注者。

（十）左归丸

组成：熟地黄、菟丝子、牛膝、龟甲胶、鹿角胶、山药、山茱萸、枸杞子。

功效：滋肾补阴。

主治：真阴不足，腰酸膝软，盗汗，神疲，口燥。

（十一）肾炎复康片

组成：白花蛇舌草、白茅根、丹参、地黄、杜仲、黑豆、桔梗、人参、山药、土茯苓、西洋参、益母草、泽泻。

功效：益气养阴，补肾健脾，清除余毒。

主治：慢性肾小球肾炎属于气阴两虚，脾肾不足，毒热未清者，表现为神疲乏力，腰酸腿软，面浮肢肿，头晕耳鸣。

（十二）尿毒清颗粒

组成：大黄、黄芪、桑白皮、苦参、白术、茯苓、白芍、制何首乌、丹参、车前草等。

功效：通腑降浊、健脾利湿、活血化瘀。

主治：尿毒清颗粒在临床上主要用于慢性肾功能衰竭氮质血症期和尿毒症早期，中医辨证属脾虚湿浊和脾虚血瘀者。尿毒清颗粒可降低肌酐、尿素氮，稳定肾功能，延缓透析时间；另外，尿毒清颗粒对改善肾性贫血，提高血钙、降低血磷也有一定的作用。

（十三）大黄苏打片

组成：大黄、碳酸氢钠、薄荷油。

功效：健脾制酸。

主治：有抗酸、健胃作用，用于胃酸过多、消化不良、食欲不振等。

（十四）右归丸

组成：熟地黄、炮附片、肉桂、山药、酒萸肉、菟丝子、鹿角胶、枸杞子、当归、盐杜仲。

功效：温补肾阳，填精止遗。

主治：用于肾阳不足，命门火衰，腰膝酸冷，精神不振，怯寒畏冷，阳痿遗精，大便溏薄，尿频而清。

（十五）桂枝茯苓丸

组成：赤芍、茯苓、桂枝、牡丹皮、桃仁。

功效：活血化瘀，缓消瘀块。

主治：用于妇人宿有血块，妊娠后漏下不止，胎动不安，或血瘀经闭，行经腹痛，产后恶露不尽，血色紫暗，腹痛拒按。

（十六）逍遥丸

组成：柴胡、当归、白芍、白术（炒）、茯苓、炙甘草、薄荷、生姜。

功效：疏肝健脾，养血调经。

主治：用于肝郁脾虚所致的郁闷不舒、胸胁胀痛、头晕目眩、食欲减退、月经不调。

（十七）杞菊地黄丸

组成：枸杞子、菊花、熟地黄、酒萸肉、牡丹皮、山药、茯苓、泽泻。

功效：滋肾养肝。

主治：用于肝肾阴亏，眩晕耳鸣，畏光，迎风流泪，视物昏花。

（十八）知柏地黄丸

组成：茯苓、黄柏、牡丹皮、山药、山茱萸、熟地黄、泽泻、知母。

功效：滋阴降火。

主治：用于阴虚火旺，潮热盗汗，口干咽痛，耳鸣，遗精，小便短赤。

（十九）六味地黄丸

组成：熟地黄、山茱萸（制）、牡丹皮、山药、茯苓、泽泻。

功效：滋阴补肾。

主治：用于肾阴亏损，头晕耳鸣，腰膝酸软，骨蒸潮热，盗汗遗精。

第六章

肾脏病的手术疗法

根据肾脏病的病因、发病机制、病理诊断、功能诊断的不同，临床上可选择不同的治疗方案。除了去除病因、避免使用肾毒性药物、避免劳累、控制蛋白质的摄入、降压、降脂外，有些肾脏病必须通过外科手术才能缓解病情。

（一）取石、肾镜碎石、套石术

这些手术方法均可用于肾结石的治疗。手术治疗肾结石需非常谨慎，应根据患者的具体情况制定治疗方案。肾结石手术治疗是为了彻底取净结石，如果手术后还有残余的结石，则其会很快又生长增大。肾结石的手术指征是相对的，一般认为直径大于5 mm的结石自行排出的可能性较小，特别是常见的草酸钙结石，因表面不光滑，所以难以排出，宜手术取出。根据结石大小、形状和部位不同，常用的有以下几种手术方式。

1. 经皮肾镜碎石术　是将肾镜经皮肤穿入肾盂肾盏内进行体内碎石和取石的现代外科技术。其优点是结石取净率高，创伤性小，主要用于治疗一些复杂性肾结石，如鹿角形结石、多发性结石、胱氨酸结石。

2. 肾盂或肾窦切开取石　切开肾盂、取出结石，对于鹿角状结石或肾盏结石，有时需做肾窦内肾盂肾盏切开取石。其优点是出血少，并发症也少，通常对于单个肾结石疗效最好。有许多小结石在肾盂内时，可采用凝块法肾盂切开取石术。

3. 肾实质切开取石术　肾结石较大，不能经肾窦切开取石者，需切开肾实质取石。

4. 肾部分切除　适用于肾一极多发性结石（多在肾下极），或位于扩张而引流不畅的肾盏内，可将肾一极或肾盏连同结石一并切除。如果多发结石集中于肾一极难以取净时，则可以采用肾一极的部分切除术。

5. 输尿管切开取石术　输尿管结石直径大于1 cm或结石嵌顿引起尿流梗阻或感染，经非手术疗法无效者，可行输尿管切开取石术。

6. 套石术　输尿管中下段结石直径小于0.6 cm，可试行经膀胱镜用特制的套篮或导管套取。

如果出现一侧肾结石而对侧输尿管结石时，则应该先做梗阻严重的输尿管取石术。如果双侧肾结石都要手术时，如总肾功能尚好，应该先做梗阻严重的一侧；若总肾功能不好，必须先选择肾功能比较好的一侧。如结石难以除去，患者的病情严重，还可经膀胱镜行输尿管插管，进入肾盂做引流或先做肾造口术。

（二）肾囊肿减压、囊壁部分切除术

肾囊肿包括单发性肾囊肿、先天性多囊肾和先天性多发性肾囊肿等。虽然它们的名称不一样，发病原因、临床表现、治疗方法及预后等也各不相同，但均属于肾囊肿性疾病。患者平时没有症状，通过B超检查可发现肾脏有一个或数个囊肿，但双侧同时存在囊肿者少见。这种囊肿的壁很薄，囊内为澄清带黄色的液体，囊肿大多为核桃大小，其发病原因还不十分清楚，一般认为属于肾脏退行性变，因而发病者多为老年人。小的囊肿不会引起任何症状。近来由于B超检查的广泛开展，所以肾囊肿患者也增多了。如果囊肿较大压迫肾实质，可使肾盂、肾盏发生变形，就容易与肾肿瘤相混淆。巨大的肾囊肿可取代整个肾脏，而使肾功能减退，但较为少见。

单纯性肾囊肿绝大多数为非遗传性疾病，一般为良性病变，进展缓慢。如果囊肿内容物为血性液体，则大约 1/3 的囊肿可为恶性，此时做囊液脱落细胞检查可能找得到癌细胞。先天性多囊肾和先天性多发性肾囊肿有家族性，分婴儿型和成人型。如果囊肿直径＜4 cm，又无任何症状，一般无须任何治疗，可以定期到医院复查，观察肾囊肿大小的变化，若囊肿大小无明显变化，则可排除恶性病变可能。如果肾囊肿巨大，或怀疑恶变可能，则需及时进行手术治疗。

对肾囊肿的患者，除给予低蛋白饮食、多饮水、控制血压、避免剧烈运动、防止尿路感染等治疗外，对单个囊肿较大、有严重高血压、肾功能不全或伴肾区持续疼痛者，可考虑囊肿减压术。临床多在 B 超引导下行囊肿穿刺抽吸和硬化剂，使囊肿缩小或闭合以减轻对肾组织的压迫，改善肾缺血，亦可使部分患者疼痛缓解，高血压或肾功能好转。也可经腰部切口开放手术、经腹腔或腹膜后腹腔镜手术，切除部分囊肿壁，降低压力。如患有肾脏寄生虫病（肾棘球蚴病），应行外科手术切除囊肿；单纯性肾囊肿一般无须治疗，只有较大的囊肿压迫肾组织时才需要手术。

（三）病灶清除术、膀胱扩大术、尿流改道术

以上为泌尿系结核患者的手术治疗方法。泌尿系结核均原发于肾，输尿管和膀胱结核是肾结核的继发性疾病。其发病过程缓慢，早期肾结核无临床表现，发展到临床肾结核时，20％的患者仍无症状，70％以上的患者出现泌尿系统症状，如尿频、脓尿、血尿、腰痛，少数患者可触及肿大的肾脏。治疗上除行 6 个月的短程标准化抗结核化疗外，符合手术指征的患者应积极进行手术治疗。其手术治疗方法如下。

1. 病灶清除术 适用于肾内局限性结核性脓肿。在 B 超或 X 线引导下经皮肾穿刺吸除内容物，然后留置导管 1～2 周，每天向脓腔中灌注抗结核药物。

2. 膀胱扩大术 膀胱挛缩是膀胱结核的晚期并发症，应及早行膀胱扩大术，膀胱扩大术是将挛缩的膀胱自正中矢状切开或横行切开后，将肠片与之吻合。膀胱挛缩系瘢痕收缩所致，药物治疗无法逆转。膀胱活动性结核不是扩大术的禁忌证，但尿失禁和尿道狭窄不宜行此手术。

3. 尿流改道术 是使尿液不从正常尿道排出体外的手术，分为暂时性和永久性。其适应证为：上尿路梗阻导致肾功能不全；输尿管狭窄段过长，无法行重建术；尿失禁严重影响生活且药物治疗无效者；膀胱下尿路梗阻者。手术种类有肾造口术、输尿管皮肤造口术、回肠膀胱术。

1）肾造口术：在X线透视下，或B超引导下，将引流管经皮肤插入肾盏或肾盂，将尿液由引流管流出体外的方法。

2）输尿管皮肤造口术：做右侧下腹壁皮肤圆形切口，将双侧输尿管末端种植至切口内，形成乳头，放置双“J”管并接引流袋，留置盆腔引流管。

3）回肠膀胱术：将输尿管吻合到肠段近端。

（四）肾悬吊术、肾包膜剥离术、腹腔镜肾固定术

以上为肾下垂的手术方法。当人直立时，肾下移超过一个椎体者为肾下垂。肾下垂的原因可能与下列因素有关：①肾窝浅、肾脂肪囊结缔组织松弛；②迅速消瘦，肾周脂肪减少；③肾蒂长；④分娩后腹内压突然降低；⑤慢性咳嗽、便秘。肾下垂的主要症状为腰痛或腰部不适，一般为钝痛、胀痛或牵扯痛，症状多在长久站立或活动后出现，平卧后症状减轻或消失。而局部解剖学上的特点，即肾筋膜下端开放，是引起肾下垂的根本原因。所以，通过外科手段消除这一解剖学的薄弱区，是治疗肾下垂的关键所在。手术治疗的目的是将肾脏固定到正常位置，以纠正由于肾下垂引起的各种病理改变。对于有明显肾积水，伴严重肾绞痛，且保守治疗无效者，可行肾悬吊术、肾包膜剥离术、腹腔镜肾固定

术等手术治疗。伴有内脏下垂或严重的神经官能症者，严禁手术治疗。手术后卧床 2～3 周，应用宽束腰带或肾托下床活动，3 个月内避免剧烈运动和重体力劳动。

1. 肾悬吊术 应用缝线、肾周筋膜、脂肪、肾被膜等将下垂肾悬吊于肋骨、腰肋韧带或固定于腰方肌或将肾脏托起。

2. 肾包膜剥离术 切开肾包膜并沿外侧缘剥离，然后经过皮肤、脂肪及腹部的肌腱缝 5～6 针于包膜边缘和肾实质上。

3. 腹腔镜肾固定术 在腹腔镜引导下分别在腋前线和腋后线肋缘下做切口，置入腹腔镜器械，打开肾周筋膜，游离肾脏。手术方式一：使用可吸收缝线在肾中极和下极肾被膜上“8”字缝合各 1 针，在相当于腰 1 椎体和腰 2 椎体水平，自皮肤穿入钩针，钩出缝线，在皮下交叉打结固定，缝合肾周筋膜。手术方式二：将肾完全游离后，将肾周筋膜于肾下极处折叠缝合，将肾脏托于上方固定。

（五）肾盂成形术

肾盂输尿管交界处梗阻是小儿及青少年肾积水常见的病因，多见于男性，左侧多见。常见原因：①肾盂输尿管交界处有大量胶原纤维介于肌细胞之间，影响输尿管的蠕动；②异位血管或肾下极血管的压迫；③肾、输尿管的纤维索条引起压迫、扭曲；④高位输尿管开口肾盂输尿管粘连及成角。肾盂输尿管交界处梗阻的治疗要综合考虑患者年龄、肾积水的程度、肾功能情况及有无结石等并发症，主要治疗目的是解除梗阻，改善肾功能。年龄越小，手术后肾功能恢复越好。手术的原则是：梗阻较轻、肾盂肾盏扩张不严重者，可行单纯矫形手术；扩张明显的，应切除病变段及扩张的肾盂，再做吻合术。如梗阻肾保存有 1/3 以上的功能，应做肾盂成形术。肾盂成形术种类很多，可分为离断性和非离断性两类。目前常采用的手术方式为肾盂成形术，这种手术方式切除了肾盂输尿管交界部，根据积水的程度决定是否行肾盂裁剪，再行输尿管-肾盂吻合术，现在临床多采用腹腔镜手术代替传统的开放性手术方式。

原发尿路梗阻的肾结石，例如合并肾盂输尿管连接处狭窄的，在取石的同时需做肾盂成形术以矫正梗阻。对有原发性甲状旁腺功能亢进的肾结石患者，应先做甲状旁腺手术，有的肾结石在术后可自行溶解。

（六）肾穿刺造瘘引流术

肾积脓也称脓肾，是肾严重感染所致的广泛化脓性病变。临床表现为急性发作和慢性积脓两种类型，这种患者的肾脏因严重感染而致广泛的化脓性病变，肾实质全部破坏形成脓腔，多继发于肾输尿管结石等梗阻性疾病所致的肾积水。患者通常有泌尿系畸形、结石、梗阻、感染或手术史，治疗以抗感染为主，同时加强营养，纠正水电解质紊乱，并应尽早行输尿管逆行插管或 B 超引导下肾穿刺造瘘引流术。在感染控制后，应积极治疗原发病。如患者肾功能丧失，可行患肾切除术。

（七）外科手术取栓或血管再造术

肾动脉栓塞和肾动脉血栓形成是指肾动脉主干或其分支的栓塞或血栓形成，导致肾动脉管腔狭窄或闭塞，肾功能恶化，可致整个肾脏和部分肾皮质的缺血和坏死，可行外科手术取栓或血管再造术。适用于年轻患者的单侧肾动脉主干创伤后所致的闭塞以及各种原因引起的急性双侧肾动脉栓塞，应尽早治疗。

肾静脉血栓形成是指肾动脉主干或其分支血液凝固，血栓形成，导致肾静脉部分或全部阻塞，血栓可发生于单侧或双侧，病情有急有缓。手术摘除血栓的效果不肯定。急性肾静脉大血栓保守治疗无效，且反复导致栓塞者，可考虑手术治疗。

（八）肾肿瘤摘除术

肾肿瘤分为良性肿瘤和恶性肿瘤，恶性肿瘤占绝大多数。恶性肾肿瘤有肾细胞癌、骨肉瘤、肾母细胞瘤、肾转移瘤、肾细胞瘤、肾盂肾盏发生的移行细胞癌。少见的良性肾肿瘤有肾皮质腺瘤、肾嗜酸性细胞瘤、肾血管平滑肌脂肪瘤、肾纤维瘤、肾脂肪瘤。主要以手术切除为主，可采取开放性手术或腹腔镜手术行肾癌根治性肾切除术，手术范围包括肾周筋膜、肾周脂肪、肾和同侧肾上腺，并做区域淋巴结清扫。肾素瘤是一种罕见的能分泌肾素的良性肿瘤，目前主要靠手术摘除肿瘤。早期发现，及时摘除肿瘤，可获治愈。

（九）肾切除术

若在严重破坏的一侧肾脏出现鹿角状或大量结石，且合并严重肾积水或肾积脓，而对侧肾脏功能正常时，可考虑行肾切除术。近年来因单纯肾结石而行肾切除术的病例已经逐渐减少。

当肾结核患者无肾功能；肾实质破坏 2/3 或两个大盏以上，且化疗无效；肾结核并发难以控制的高血压、肾结核并输尿管严重梗阻时，应行肾切除术。

先天性及遗传性肾脏病，如髓质海绵肾患者，单侧肾脏大出血或结石并积水严重，感染长期不能得到控制者，可考虑手术治疗。黄色肉芽肿性肾盂肾炎是一种慢性细菌性肾盂肾炎，目前多考虑切除病肾。放射性肾炎患者单侧肾脏受累且有恶性高血压表现时，可考虑肾切除。

（十）肾梗阻矫形术

肾积水多由上尿路梗阻致使尿液排出不畅所引起，常见原因为先天性肾盂输尿管连接部位狭窄、输尿管结石等。长期的下尿路梗阻疾病也可导致肾积水，如神经源性膀胱功能障碍等，因此，只要将引起狭窄的因素去除，积水就会消失。但是，如果积水时间很长，肾脏的形状就会发生永久性改变，手术也不可能将其恢复到正常形状。若肾积水合并感染，肾功能损害较严重，病因暂时不能去除，应在梗阻以上部位进行引流，待感染控制、肾功能恢复后，再实施去除病因的手术。梗阻原因不能解除时，肾造口可能为永久性治疗措施。如果重度肾积水，剩余的肾实质过少，或伴有严重的感染，在健侧肾功能正常的情况下，可切除病肾。

梗阻性肾病分为机械性尿路梗阻和张力性尿路梗阻。引起前者的原因有肾及输尿管先天畸形、结石、血块、坏死组织的阻塞、肿瘤、炎症所致的狭窄或扭曲，妊娠子宫和腹内肿瘤，膀胱及输尿管结石，炎症，前列腺肿大，膀胱颈梗阻，尿道狭窄；后者主要是中枢和周围神经病变引起的膀胱排空障碍及尿潴留，如神经源性膀胱。必须通过手术矫治解除梗阻，手术的方法依其梗阻的原因而有不同。

反流性肾病是由于膀胱输尿管反流和肾内反流，导致肾脏形成瘢痕，最后可发展成终末期肾病，是肾功能衰竭的重要原因之一。膀胱输尿管反流持续存在或重度膀胱输尿管反流合并感染者行手术治疗。

（十一）肾移植术

肾移植是尿毒症患者较为理想的治疗方法，通常采用的是同种异体肾移植术。肾移植成功的患者能完全正常地生活。据报道，肾移植1年存活率已达91%～97.9%，2年存活率达40%～81%，5年存活率在50%左右。

供肾分活体肾和尸体肾两种。活体供肾以近亲自愿供肾为主，年龄以18～55岁最佳，要求身体健康、乙型肝炎表面抗原阴性。尸体供肾要求临床死亡时间不能超过60 min，年龄以18～55岁为宜，死亡原因以颅脑外伤或意外所致的脑死亡为宜。

当其他脏器如心、肺、肝等无严重病变，膀胱和下尿路解剖及功能正常，且能耐受手术及长期免疫抑制剂治疗，无论是原发性或继发性肾脏病变，在其病情活动相对稳定后均可考虑进行肾移植术，患者年龄以18～50岁最为适宜。如急进性肾小球肾炎，起病急，病情进展快，肾功能急剧恶化，可在数日、数周或数月内迅速发生少尿或无尿性急性肾功能衰竭。此类患者的治疗除了强化血浆置换疗法、冲击疗法等，急性期当血肌酐≥530 μmol/L时，应及早开始血液透析，为上述免疫抑制治疗创造条件，如肾功能无法恢复，病情稳定后可考虑肾移植。

由全身性疾病（除红斑狼疮和糖尿病外）引起的肾脏疾病，急进性或抗肾小球基底膜抗体阳性的肾小球肾炎且尚在活动期者，均不适宜做肾移植术。因移植后易发生移植性肾炎，因此对有免疫抑制剂禁忌证、肾肿瘤已转移、妊娠、活动性结核、肝炎、肾盂肾炎及顽固性的消化性溃疡等患者，应先对其进行治疗，待病情稳定后再行肾移植术。

为保证移植成功，肾移植前应做以下相关准备工作。①检测血型：血型相同才可移植。②淋巴细胞交叉配合试验：淋巴细胞的死亡数在10%以内者可接受移植。③混合淋巴细胞培养试验：一般挑选淋巴母细胞转化率＜10%者为合格，若转化率＞20%，则术后会频繁发生排斥反应。④人体白细胞抗原血清学定型：为选择近亲尸体供肾的一项重要的组织相容性检查。如由4个抗原完全相同的兄弟、姐妹供肾，则2年的存活率可达95%；若只有1～2个抗原相同者，则长期存活率显著降低。

肾脏移植后常易发生排异反应，主要是患者的淋巴细胞能识别移植肾组织中的外来组织相容性抗原。当其受到后者的刺激后，很快会被致敏，对移植肾的组织产生一系列特异性免疫反应，即为排斥反应。在排斥反应中，细胞免疫和体液免疫均可导致移植肾组织破坏、功能丧失和全身反应。排斥反应的类型有超急性、急性排斥和慢性排斥反应。超急性排斥反应为体液免疫反应，发生于肾移植血液循环恢复后即刻或几小时到1～2 d。一般以立即摘除移植肾为宜。选用 ABO 血型相容及淋巴细胞毒交叉试验阴性的供肾者，可减少此种排斥反应。急性排斥反应主要为细胞免疫反应，一般多发生在术后 7～60 d。组织配型差者常较早发生，有的也发生在慢性排斥反应的基础上。慢性排斥反应是指移植肾功能正常，存活半年以上才出现排斥的患者。肾活检可发现典型的慢性排斥反应，部分患者可无临床症状，肾功能也正常，但动态测定移植肾血流量可发现异常。肾脏移植是否成功的关键与排斥反应是否出现及其程度的轻重有关。

为预防排斥反应，移植前的有关检查必须符合要求。移植后若出现排斥反应，应积极妥善处理。对排斥反应治疗有效者，摘肾应慎重，一般认为移植后头 2 个月内，如发生 2 次以上的严重排斥反应，应摘除移植肾，并等待机会再次移植。对急性排斥反应频繁发作、移植肾破裂出血及肾动脉干血栓形成者，应立即摘除移植的肾脏。

肾移植术后的抗排异治疗常用免疫抑制药物，如泼尼松、硫唑嘌呤、环孢素、他克莫司、吗替麦考酚酯等，这些药物都有不同程度的毒副作用，需在移植中心进行血药浓度监测来调整用药剂量。术后必须定期随诊复查，若因排异等原因出现移植肾功能衰竭，经冲击治疗不能逆转，则肾功能减退到一定程度时应重新进入透析治疗。

（十二）其他手术方法

肝肾综合征患者的手术治疗包括门腔或脾肾静脉吻合术、肝移植术及腹腔-颈静脉分流术，其中肝移植术是肝肾综合征的最佳治疗方案，可提高患者的存活率。血栓性血小板减少性紫癜肾损害患者可行脾切除术，但疗效不肯定。

第七章

肾脏病的替代治疗

当慢性肾脏病进入尿毒症期，人体肾脏就失去了原有的排泄功能，会导致代谢废物和水分潴留体内，出现厌食、恶心、呕吐、尿少、严重高血压、心慌、喘气等一系列症状和体征，危及患者生命，此时需要用其他方法来替代肾脏失去的功能，这就是肾脏病的替代治疗。肾脏病的替代治疗方式主要包括血液透析、腹膜透析和肾脏移植。

在慢性肾脏病的发展过程中，肾功能逐渐恶化进入尿毒症期，由于血中尿素氮和其他代谢废物水平升高，在体内产生毒性作用，会影响消化、血液、心血管、神经、骨骼、内分泌等多个脏器和系统的功能，导致尿毒症的出现。临床常表现为疲劳、乏力、畏寒、食欲不振、呕吐、皮肤瘙痒，病情严重时，呼吸中有尿臭味、胸闷、喘促、颤抖、扑翼样震颤，甚至神志昏迷等，这些都是肾脏病替代治疗的指征。而适时的透析治疗，不仅是针对慢性肾脏病，还可有效治疗急性肾衰竭，有助于预防某些危险并发症，促进原发病的治疗和肾功能的恢复。若血清肌酐≥354 μmol/L，尿量<0.3 ml/（kg·h）持续 24 h 或无尿 12 h 以上；出现高钾血症（血清钾≥6.5 mmol/L）；严重酸中毒（血 HCO_3^- <15 mmol/L）；胸腔积液、心包积液，持续呕吐，甚至烦躁、嗜睡；败血症、多脏器衰竭，这些情况下应早期开始透析治疗。严重高钾血症（血清钾≥6.5 mmol/L）、急性肺水肿、严重代谢性酸中毒（血 HCO_3^- <13 mmol/L）则是紧急透析指征。

一、血液透析

血液透析（hemodialysis，HD）是用透析膜将血液与透析液分开并形成浓度差，使得血液中的溶质和水分通过透析膜进行扩散、对流和超滤，清除尿毒症患者体内积聚的毒素和水分，从而替代丧失功能的肾脏的治疗方法。

1. 透析装置 血液透析必须有相应的透析装置和血管通路才能完成。血液透析装置主要包括血液透析机、透析器、水处理和供给系统三部分。透析机是一个可调控装置，能将供水系统处理过的水进行加温、除气泡，然后与浓缩电解质液以一定比例混合，输送到透析器。目前的透析机能根据临床治疗需要来设定流量、温度、透析液化学含量等参数，并使之维持在正常范围内。一台透析机在治疗期间只能供一人使用，透析结束，经过物理和化学消毒后，供第二个患者透析治疗。

在透析机上有两套管路连接系统，分别是血液回路和透析液回路。血液回路起始于血管通路的动脉端，经过血泵、肝素泵、透析器、压力感受器、空气探测器，由静脉端回输到体内。透析液回路首先将水处理系统纯化的水与浓缩的电解质粉末或溶液混合生成透析液，经过加热、除气、监视器和报警装置（包括电导度、温度、旁路阀门、漏血报警、超滤控制、出口压力监测等），通过废液口排出。

透析器也称人工肾，是血液和透析液相汇合的地方，也是血液透析治疗的关键环节，其中最重要的功能结构是半透膜，即透析膜。透析膜将透析液和血液分隔在两边呈逆向流动，通过半透膜进行分子运动，实现溶质和水分的清除。目前常用的透析器为中空纤维型透析器。根据透析膜构成材料不同，透析器主要有4种类型的膜，即纤维素膜、替代的纤维素膜、纤维素合成膜及合成膜，透析膜的结构和通透性决定了透析器的效能。普通透析器的纤维素透析膜能有效清除尿素、肌酐类小分子毒素，而高通量合成膜透析器能清除中大分子毒素，且具有更好的生物相容性。透析器允许重复使用，但必须具有明确的复用标识，并有适当的复用方式，包括透析器识别、冲洗、测试、消毒及正确保存等。国家规定乙肝、丙肝、艾滋病及梅毒等血源传播性疾病患者的透析器必须一次性使用。

每一次血液透析都需要消耗 120～200 L 的透析液，由水处理系统提供的纯化水与浓缩电解质液所配置。透析用水有很高的质量要求，细菌数量≤100 CFU/ml，透析用水内毒素≤0.25 EU/ml 及透析液内毒素≤0.5 EU/ml。同时，对铝、氯、氟化物、铜、锌等有害物质也有含量限制。双级反渗水处理机能将普通用水经加热、初级过滤、软化、活性炭吸附、反向渗透、去离子作用后制备成纯化水，分配到每台透析机中。纯化水还要为透析器提供冲洗和消毒。水的储存和分配系统要定期进行常规消毒，包括热消毒和化学消毒，防止细菌的繁殖。

2. 血管通路 血管通路是肾衰竭血液透析患者的生命线，要保证其获得充足的血流量。血管通路的建立应在充分评估患者全身和血管状况的基础上，个体化选择适合于患者的血管通路。一般而言，对于长期维持性透析患者，推荐自体动静脉内瘘，并至少在透析导入前 2～4 周完成构建；对于血管条件较差、难以完成自体动静脉内瘘构建的长期维持性透析患者，推荐移植血管内瘘或带涤纶套带隧道导管；对于合并慢性心力衰竭的长期维持性透析患者，推荐带涤纶套带隧道导管或动脉表浅化；对于急性肾损伤患者，依据预测的所需血液净化时间，选择无涤纶套无隧道导管或带涤纶套带隧道导管。

常见的永久性血管通路有自身动静脉内瘘、永久性中心静脉留置导管、移植血管内瘘等。不论血管通路是临时性还是永久性，都易发生血栓形成，其次是血管通路感染，治疗结束后患者要密切观察和精心护理。

3. 透析抗凝 透析过程中，血液暴露于静脉导管、管路、血室和透析膜，这些装置内表面存在不同程度的血栓形成物，易导致血液凝固。血液透析治疗离不开抗凝剂的使用，适当的抗凝剂能保证透析的充分性，减少透析器凝血和透析失血。理想的抗凝剂既要有较强的抗血栓形成作用，又要降低出血的风险，且长期使用无明显全身不良反应。常用的透析抗凝剂为肝素和低分子肝素制剂。无出血倾向的情况下，透析开始前先给予一定量肝素达到全身肝素化，此后可以持续肝素输注或间断肝素给药。低分子肝素比普通肝素分子量小，半衰期较长，透析开始一次给药即可，也能降低出血风险。

4. 维持性血液透析　慢性肾脏病进展至尿毒症阶段，必须依赖透析维持生命。开始透析前，体内血液、组织液及细胞内都有很高浓度的毒素，透析中不同部位的尿毒症毒素清除速率不同，若清除过快，可导致细胞内外和血管内外环境的不平衡，造成失衡综合征。因此，需要从诱导透析循序渐进，逐步过渡到规律透析。诱导透析时间短，每次 2～3 h；血流量相对较小，一般 150～180 ml/min；设置超滤量少，常为 0.5kg 左右。毒素蓄积较重的患者可连续 3 d 诱导透析，逐步增加透析时间。

诱导透析结束进入维持性透析阶段，根据患者的年龄、病情、残余肾功能、体重增长及经济状况等情况，决定每周的透析时间和频次。目前国内外最常用的透析频率为每周 2～3 次，每次 4～5 h，每周总透析时间达 10～12 h。

透析治疗既要清除体内的毒素，还要排除体内多余的水分，即超滤，也称脱水，透析脱水以达到干体重为目标。干体重的评估方法很多，目前以临床评估法为主，与实验室评估法相结合。临床表现中观察无皮肤及皮下组织水肿，无喘气、憋闷不适，血压控制较好，再增加脱水量即出现低血压、肌肉抽搐，X 线检查心胸比小于 0.5，无肺淤血情况，超声波无心包、胸腔积液，下腔静脉直径与体表面积比值小于 8 mm/m^2，这些都是达到干体重的征象。除此以外，还有电导测定法。血液透析间期要注意控制水的摄入，使体重的增长不超过干体重的5%。

5. 特殊透析技术 随着透析设备的不断更新和透析经验的积累，根据不同病情的需要，可选择不同的血液净化技术。以下技术操作都需要相应的血管通路和抗凝方式。

1）血液滤过：血液滤过（hemofiltration，HF）模拟人肾小球滤过原理，主要以对流的方式滤过清除血液中的水分和毒素，更接近正常肾小球的生理滤过模式，通过血滤机、滤器及补充置换液来完成。它与普通血液透析相比，有更稳定的血流动力学状态，对血液循环影响小，且对体内大分子毒素的清除显著增加，但对尿素和肌酐等小分子物质的清除较血液透析差。血液滤过的临床适应证为：急性或慢性肾脏病伴高血容量、心力衰竭与肺水肿，代谢性酸中毒；慢性肾脏病伴顽固性高血压、低血压、高脂血症、高磷血症、神经系统病变；肝衰竭等。

2）血液透析滤过：血液透析滤过（hemodiafiltration，HDF）是血液透析与血液滤过的结合，兼具两种模式的优点，溶质转运有弥散和对流两种方式，通过血液透析滤过装置、透析滤过器及置换液系统来实现。其适应证与血液滤过类似。常用的血液透析滤过治疗频次为每周3次，每次4 h，需要更高的血液流速（250 ml/min以上）和透析液流速（500～1 000 ml/min）。

3）连续性肾脏替代治疗：连续性肾脏替代治疗（continuous renal replacement therapy，CRRT）包括多种治疗模式，目前在临床上应用越来越广泛，它是一种持续缓慢的血液净化方式，具有更稳定的血流动力学特性，能降低血肌酐、尿素氮，纠正水、电解质和酸碱失衡。常用的标准治疗模式为连续性静脉-静脉血液滤过，应用高通量血液滤过器，需要大量置换液25～50 L，血流量为50～200 ml/min，治疗时长为8 h，治疗花费较高。连续性肾脏替代治疗除应用于急、慢性肾脏病外，还广泛应用于严重心力衰竭及心脏外科手术后、脑出血、败血症及感染性休克、重症胰腺炎、急性肝衰竭等疾病治疗中。

4）血液灌流：血液灌流（hemoperfusion，HP）是将引出体外的血液流经具有吸附作用的灌流器，通过吸附作用再回输体内，达到清除体内毒素和外源性毒物的治疗方法。血液灌流能较好地清除血液的尿酸、肌酐和中分子毒素，最常用于药物或毒物中毒，在肾脏病的替代治疗中常与血液透析相结合，对皮肤瘙痒、骨关节疼痛等症状具有改善作用，也用于肝性脑病、免疫性疾病、感染性疾病、高脂血症等的治疗中。

其他血液净化技术还有血浆置换、免疫吸附等，主要适用于抗肾小球基底膜抗体介导的肾炎、狼疮性肾炎、特发性肾病综合征等免疫性疾病及肾移植前后，还用于血液系统疾病及一些重症感染疾病的治疗。

6. 常见血液透析相关问题

1）透析高血压：部分血液透析患者在透析过程中随着超滤量的增加，其血压较透析前不下降反而升高，平均动脉压［舒张压＋1/3（收缩压－舒张压）］升高超过 15 mmHg，易合并心脑血管急性并发症导致危险事件。透析高血压的治疗应从多方面着手。①必须控制水、盐的摄入，每天盐摄入应控制在 3～5 g，少尿或无尿时还应严格控制水的摄入量，如每周透析两次者，透析间期体重增长每天不超过 1.0 kg。②透析处方的调整：适当增加透析频次，延长透析时间，逐步增加超滤量，使体重达到理想的干体重，并经常重新评估干体重；使用钠序贯透析，即透析开始时使用高钠透析，透析过程中逐步降低钠离子浓度至 135～140 mmol/L；适当调高透析液温度；间断予血液滤过或血液透析滤过，改善心血管功能的稳定性。③联合应用抗高血压的药物：选择长效制剂，从低剂量开始，一种药物疗效差时则换用另一种药物，透析可清除的药物在透析中或透析后需追加剂量。常用的降压药物包括 CCB、ACEI、ARB、β-受体阻滞剂、α-受体阻滞剂等。④根据血细胞比容和血红蛋白上升情况适当减少促红细胞生成素的用量。此外，顽固性难以控制的高血压还可行肾脏切除。

2）透析相关低血压：低血压是透析常见的并发症，常发生在透析开始后 1～2 h，原有正常血压或高血压突然快速下降≥30 mmHg，还有些是透析多年的慢性持续低血压。发生低血压时表现为头晕、冷汗、恶心、心率加快、面色苍白、打哈欠、焦虑、胸闷等不适，严重者出现呼吸困难、黑蒙、肌肉痉挛抽搐，甚至一过性意识丧失。发生低血压时应降低超滤率，调整体位为头低较高位，无改善则予生理盐水 200～500 ml 或白蛋白 50 ml 静脉滴注，无血糖升高者可予 50%葡萄糖 60～100 ml 静脉推注，经处理仍不能缓解则需停止透析。预防透析低血压的措施有：控制水、盐的摄入，减少透析间期体重的增长；根据血压情况调整降压药物种类和减少药物剂量；调整透析方式，采用钠序贯透析、容量超滤控制透析和低温透析等方法。

3）贫血：终末期肾病的患者都存在贫血，主要是因为红细胞生成素生成不足，随着透析中血液的丢失和消耗，这一问题更加突出。贫血的症状表现包括头晕、头痛、乏力、畏寒、睡眠障碍、心慌、面色和指甲苍白等。目前治疗肾性贫血的主要药物为静脉或皮下注射促红细胞生成素，初始剂量为 1 万 U/周，血红蛋白达靶目标后减量；静脉补充铁剂或口服铁剂（需要根据血清铁蛋白浓度和转铁蛋白饱和度调整剂量）；配合口服叶酸片。肾性贫血的治疗靶目标为血红蛋白 110～120 g/L，血红蛋白升高超过 130 g/L 会使血液黏稠、血压升高，容易增加心血管不良事件。

4）骨病：肾性骨病是慢性肾脏病的主要并发症之一。透析患者骨病主要由于甲状旁腺功能亢进所致，临床表现为骨骼疼痛、肌无力、骨骼畸形、皮肤瘙痒、发生血管及组织的异位钙化。实验室检查常提示有低钙、高磷、高镁血症，骨特异性碱性磷酸酶、血清 iPTH 水平升高，血 $1,25(OH)_2D_3$ 水平降低等。肾性骨病的治疗方法根据不同病理类型有异，常规处方中包括限制磷的摄入，部分食物中磷含量高，应注意减少这类食物的摄取；服用磷结合剂，如碳酸钙、司维拉姆、碳酸镧等；低钙血症注意补钙并使用含钙透析液；适当补充 1,25(OH)$_2$D$_3$；监测血钙、磷及血清iPTH 等。

5）营养不良：维持透析患者中约有 1/3 会出现营养不良，主要是由于营养摄取减少、蛋白质物质丢失增多及相关因素导致的蛋白质分解代谢增加。尿毒症毒素的作用使得食欲变差，透析间期饮食控制过严，补铁剂、磷结合剂等药物引起消化不良，透析的不充分，透析中血液的丢失，病程中合并感染及其他内科并发症，这些因素都会加重营养不良的发生。临床表现为疲劳，食欲较差、恶心呕吐，体重下降，体力不支，容易感染，伤口愈合迟缓，甚至导致其他严重的并发症。所以透析患者应保证每天营养物质的摄入量、热量及适当的微量元素和维生素，改善食欲，保证透析的充分性，减少蛋白质的丢失，积极治疗并发症，必要时口服或静脉补充营养物质。

6）感染：感染也常见于血液透析人群，治疗不及时往往导致严重的后果。导致感染的原因一方面是患者自身免疫功能下降，另一方面是透析血管通路、透析器及透析液的细菌感染。若透析前后及透析过程中出现寒战、发热，血管局部红肿、触痛、有分泌物渗出，都是感染的迹象，应充分重视，进行细菌培养，在医生指导下及时选择敏感抗生素进行局部和全身用药治疗。此外还有病毒的感染，如肝炎病毒、艾滋病病毒、梅毒等，为预防病毒的感染，应严格规范使用透析器，已有病毒感染者在隔离透析区治疗。

二、腹膜透析

随着慢性肾脏病发病率增高，进入终末期肾病需要替代治疗的人群也逐渐增多。腹膜透析（PD）作为肾脏病替代治疗的主要方式之一，具有简单、方便、能有效保护残余肾功能、较高的早期存活率、更低的交叉感染风险等优点，越来越受到人们的关注，尤其在发达国家，腹膜透析人数占总透析人数的 1/3 以上。

1. 腹膜透析原理 腹膜透析是以人体自身的腹膜为天然透析膜，成人腹膜面积有1～2 m^2，上有丰富的毛细血管网，注入腹腔的腹透液与毛细血管内血液进行水分和溶质的转运与交换，从而达到清除水分和排出代谢废物的目的。其水分和溶质的清除有3种原理：①尿毒症毒素从腹膜毛细血管内到腹透液的顺浓度梯度弥散作用，钙、乳酸盐、葡萄糖则反方向弥散；②腹透液的相对高渗透性（通常为不同浓度的葡萄糖）使血液中水分渗透到腹腔的超滤作用；③腹膜和腹腔的淋巴系统直接或间接吸收水分和溶质。

2. 腹膜透析装置 临床最常见的两种透析方式为连续非卧床性腹膜透析（CAPD）和自动化腹膜透析（APD），都需要相应的腹膜透析装置才能完成。腹膜透析装置包括腹透管、连接装置和腹透液，装置的好坏直接影响到腹膜透析能否成功进行。

腹透导管有临时导管和长期导管，临床最常用的长期导管为直或卷曲的tenckhoff管，通过腹腔镜或导引钢丝盲穿法置入，导管放置的位置在脏层和壁腹膜间指向道格拉斯腔，末端位于腹股沟韧带下。导管带有两个涤纶套，深层涤纶套放置在腹膜与腹直肌之间，浅层Cuff距皮肤出口约2 cm。临时导管置入后即可以逐渐增加腹透液量来使用，而长期导管一般2～4周后开始进行足量的腹透液交换。对于腹透管的护理，置管初期伤口以无菌纱布覆盖，勤换药，导管制动，妥善固定在皮肤上；后期尽可能避免移动出口部位的导管，出口部位保持干燥、清洁，需要淋浴时，将腹透管出口部分密封，淋浴完后局部完全擦干。腹透管的常见并发症为管周渗漏、引流不畅、出口处及导管感染、透析液进出时疼痛，出现这些情况应及时在专科行相关治疗。

腹透管和腹透液袋之间的部分是连接装置，控制腹透液进入腹腔和废液从腹腔流出，主要有直导管、Y型导管和双联系统三种类型。Y型导管和双联系统较直导管能更好地降低腹膜炎的发生率，双联系统在操作上相对简单，是目前使用的主要连接系统，但费用较高。

腹透液为塑料袋装，容量从1～3.5 L不等，常用标准容量为2 L。腹透液中含不同浓度的电解质，不同厂商生产的腹透液含电解质浓度各不相同。以往透析液中含钙离子浓度较高(1.75 mmol/L)，随着透析中高钙血症、异位钙化、心血管事件的增加，目前1.25 mmol/L的含钙腹透液更为常用。CAPD方案常用腹透液规格：钠132 mmol/L、钾0 mmol/L、镁0.25 mmol/L、氯95 mmol/L；缓冲碱主要为乳酸盐，浓度40 mmol/L，pH值为5.5；作为渗透剂的葡萄糖浓度为1.5%、2.5%和4.25%，葡萄糖浓度越高，渗透超滤越强。当合并低钾血症时，需在腹透液中额外加入不同浓度的氯化钾。糖尿病患者进行腹膜透析时，需在腹透液中加胰岛素，分别为1.5%葡萄糖加8～10 U/2 L、2.5%葡萄糖加10～14 U/2 L、4.25%葡萄糖加14～20 U/2 L。腹透液中有纤维蛋白凝块时，需在腹透液中加肝素1 000 U/2 L，预防腹透管堵塞和引流不畅。

3. 腹膜透析治疗模式　CAPD是慢性腹膜透析治疗中应用最广泛的治疗模式，不需要腹透机参与，费用相对较低。作为连续性治疗方式，它能有效清除体内水分和排出毒素，维持生理状态的稳定。CAPD所用腹透液量为56～72 L/周，透析时间为168 h/周，每周操作28次，每周尿素清除指数为1.5～2.4，肌酐清除率为40～70 L/周。标准腹透液的交换量为每天8 L，白天每留腹4 h放出废液后换袋1次，夜间1袋留腹至次晨放出。腹透液加温至37℃，灌液时间为10 min，引流时间为20 min或稍长，至腹透液完全排空，详细记录腹透液的入量和出量，计算超滤量。

APD则在经济发达国家应用较多，需要腹透机的参与，操作相对复杂，价格昂贵。它又可以分为持续循环腹膜透析（CCPD）和夜间间歇性腹膜透析（NIPD）。两种方式都是在夜间操作，不同点在于CCPD的腹透液白天留腹，而NIPD更适合于残余肾功能较好或有活动禁忌的人群治疗。

4. 常见腹膜透析并发症

1）水负荷过多和超滤衰竭：清除体内多余的水分是腹膜透析的一个重要功能，大多数患者都能通过腹膜透析保持良好的水液平衡，但有部分患者腹膜能够清除的水液有限，因而会出现超滤量下降、体内水分过多的情况，临床常常表现为皮肤水肿、血压增高，甚至出现喘气、呼吸困难等表现。导致水负荷过重和超滤衰竭的原因是多方面的，包括饮食习惯不佳，未限制饮食中水、盐的摄入，残余肾功能逐步丧失，透析液选择不合适或留腹时间过长，腹膜渗漏，导管的漂浮、堵塞或包裹，腹膜硬化功能不良等。一旦发生超滤衰竭，应在医护人员的指导下积极寻找原因，排除可控因素，评价腹膜功能。若确属腹膜失用，则需转为血液透析。

2）腹膜炎及导管出口皮肤感染：腹膜炎及导管感染是腹膜透析最常见的并发症，严重和迁延不愈的腹膜炎还会导致腹膜衰竭，甚至可能导致死亡。常见的感染途径有：更换透析液袋或装卸中间连接管道时操作不当，致细菌经由透析导管进入腹腔感染；管周皮肤不清洁，细菌经导管隧道进入腹腔；肠道或腹腔其他脏器内细菌穿透腔壁进入腹腔导致感染；他处感染灶的细菌经血液途径至腹膜感染。导管出口及隧道感染表现为：出口皮肤红肿、局部压痛或出口有脓性分泌物。腹膜炎的症状和体征为：①明显的腹痛、腹部压痛及按压反跳痛，或伴有发热、恶心、呕吐及腹泻；②腹透引流液浑浊，细胞分类检查白细胞计数大于100/μl，中性粒细胞计数大于50%；③腹透液细菌培养呈阳性。只要有早期腹膜炎或导管感染的症状，就应口服抗生素治疗，加强导管局部护理。若发现腹透引流液浑浊，则需尽快至医院进行腹透液细胞分类及细菌培养检查，同时立即经验性给予全身和腹腔内抗生素治疗。为预防腹膜炎及导管感染，腹透换液要在干净的环境中操作，操作前要认真洗手或酒精擦手，操作过程中严格按照透析中心培训的程序，避免管路及接头污染。保持皮肤出口处干燥及导管固定，避免牵拉、损伤出口和淋浴、盆浴，局部皮肤常规予碘附消毒。

3）腹内压增高：腹膜腔内灌透析液必然会导致腹腔内压力增高，尤其是坐位、咳嗽、弯腰、大便时，腹内压会更高。腹内压增高容易并发疝气、腹壁和透析导管周围渗漏、生殖器水肿、胸腔积液、腰背部疼痛等情况。一旦出现这些病情，应立即至透析中心就诊，在医生的指导下分析病因，必要时需暂时中止腹膜透析治疗，行血液透析治疗过渡。

4）代谢异常：葡萄糖是腹透液中的标准渗透剂，目前最为常用。葡萄糖具有廉价、稳定、对腹膜无毒的优点，但它很容易被腹膜吸收，导致血糖升高、胰岛素的分泌增加、胰岛素抵抗，形成高胰岛素血症，同时会出现低密度脂蛋白增高、三酰甘油升高、高密度脂蛋白降低等血脂代谢异常，从而加重动脉粥样硬化。除此以外，腹膜透析时，还会有大量蛋白质从腹膜丢失，导致蛋白质营养不良，需制定适当的营养计划进行补充。腹膜透析液中虽含一定浓度的离子，但常会出现钠、钾、钙、磷等电解质的异常和酸碱失衡，尤其低钾血症，这时需适当口服补充氯化钾。

肾脏病的治疗强调一体化方案，首先是防，然后是治，目的在于尽可能延缓肾功能损害的进展，减少并发症出现，延长生存时间，提高生活质量，促进回归社会。血液透析和腹膜透析都是治疗慢性肾脏病的重要方式，两种疗法都无绝对禁忌证，当达到透析指征时，需根据患者病情、个体差异、经济条件及医疗设备状况等各个方面综合考虑选择适宜的透析方式。一般 GFR＜15 ml/min时可先行腹膜透析，以保护残余肾功能。当残余肾功能逐步丧失，可转换成血液透析，并寻找时机接受肾移植治疗。

第八章

易误诊误治的肾脏病

根据肾脏病变部位的不同，可以将肾脏病分为肾小球疾病、肾小管间质疾病、肾血管疾病等。根据病因的不同，可以分为原发性肾脏病、继发性肾脏病。正是因为肾脏有着特殊的生理、复杂的病理及病因，肾脏病的正确诊断和治疗就显得尤为重要。本章就容易误诊误治的肾脏病介绍如下。

第一节　急性肾小球肾炎

急性肾小球肾炎简称急性肾炎，是一组病因及发病机制不一，急性起病，以血尿、蛋白尿、水肿、高血压、少尿和肾功能受损为临床特点的肾小球疾病。本病多于急性链球菌感染后发生，主要发生于儿童，3～8 岁多见，2 岁以下罕见。

【诊断要点】

(1) 急性起病，短期内发生血尿、蛋白尿、少尿、水肿、高血压。

(2) 起病前 1～3 周有上呼吸道感染或皮肤等部位的感染史。

(3) 肾脏 B 超显示：双肾肿大或无明显异常。

(4) 链球菌培养及抗“O”呈阳性，血清补体降低。

【案例】

患者，女，16 岁，发热伴肉眼血尿 7 d。以“血尿待查”入院。患者 7 d 前受凉后出现鼻塞、流涕、发热，体温达 38.5℃，无尿频、尿急、尿痛，无腰腹部绞痛。在外院查血白细胞 18×10^9/L，尿常规：蛋白（＋＋＋），隐血（＋＋＋），白细胞（＋＋）。服用 3 d 阿莫西林，体温无下降。后服用布洛芬混悬液，体温降至 37.5℃。近 2 d 来，肉眼血尿消失。复查尿常规示：蛋白（＋＋＋），隐血（＋＋＋），白细胞（＋＋）。既往无药物、食物过敏史。否认有肝炎、结核等病史。

体检：体温 37℃，脉搏 82 次/min，呼吸 20 次/min，血压 120/80 mmHg。双眼睑无水肿，左侧扁桃体Ⅰ度肿大，双肺呼吸音清晰，未闻及干湿啰音。心率 82 次/min，心律齐，各瓣膜未闻及杂音。双肾区无叩痛，双下肢无凹陷性水肿。

入院后完善实验室检查：血常规正常；尿常规：蛋白（＋＋），隐血（＋＋），白细胞（＋＋），红细胞 130 个/μl；尿红细胞形态提示畸形红细胞达 80%；血沉 17 mm/L；肝功能、肾功能、血脂正常；24 h 尿蛋白定量 1.3 g；ANCA、ANA、dsDNA、ENA 均为阴性。双肾 B 超未见明显异常。免疫球蛋白：IgA、IgM、IgE 正常，抗“O”升高，补体 C_3 降低。入院后诊断为急性链球菌感染后肾小球肾炎。给予抗感染及对症治疗，2 周后尿蛋白转阴，补体 C_3 恢复正常。

【分析】

急性链球菌感染后肾小球肾炎一般不容易误诊，其典型表现是急性起病，血尿、水肿、高血压和不同程度的肾功能受累。有 50%～70%的患者出现肉眼血尿，持续 1～2 周后可以转为镜下血尿。该患者的症状并不典型，以发热、血尿为主要表现，在临床容易出现误诊。但从该患者来看，前期有明显的呼吸道感染，1 周后血尿消失，并出现抗“O”的升高，补体 C_3 的降低，通过这几点做出临床诊断并不困难。因此，给予抗感染及对症治疗，尿蛋白转阴、补体恢复正常。

补体 C_3 是临床上经常检查的一个指标，对于多种疾病，如急性肾炎、狼疮性肾炎、膜增生性肾炎等的诊断有着重要意义。诊断急性肾炎时需注意该病的轻重程度，轻者无明显的临床表现，重者可以出现急进性肾炎样病程，并发急性肾衰，甚至心力衰竭。所以，必要时要进行肾活检，明确病理类型，进行针对性治疗。

该病在生活中需要注意以下方面。

（1）休息：水肿、尿蛋白较多时，应卧床休息至水肿消退，各方面有好转时可以起床散步，不宜进行体力劳动及耗体力的运动。

（2）饮食：过分限盐及不限盐均是错误的，应按不同情况分别对待。急性肾炎早期多有水肿和少尿，或有高血压，是应该限盐和限制饮水量的，而当尿量恢复如常，水肿消退，食物略淡便可以，不必严格戒盐，亦不要加用“代盐”。

（3）生活上要注意保暖，避免感冒，勤于清洁口腔和皮肤。

第二节　慢性肾小球肾炎综合征

根据慢性肾小球肾炎综合征病因的不同，可以分为原发性慢性肾小球肾炎综合征和继发性慢性肾小球肾炎综合征。原发性肾小球肾炎综合征的病因复杂，继发性肾小球肾炎综合征则指的是其他原因引起的肾小球损害。

在排除继发性因素的基础上，方能诊断原发性肾小球肾炎。常见的继发性肾小球损害有狼疮性肾炎、糖尿病肾病、乙肝病毒相关性肾炎、紫癜性肾炎等。无论是原发性肾小球肾炎，还是继发性肾小球肾炎，通常都有类似的表现，如蛋白尿、血尿、水肿、高血压等。所以，分清是原发性还是继发性病变，对于治疗有着非常重要的作用。

【诊断要点】

（1）起病缓慢，病情迁延，临床表现可轻可重，或时轻时重。

随着病情发展，可有肾功能减退、贫血、电解质紊乱等情况的出现。

（2）可有水肿、高血压、蛋白尿、血尿及管型尿等表现中的一种或数种。临床表现多种多样，有时可伴有肾病综合征或重度高血压。

（3）病程中可有肾炎急性发作，常因感染（如呼吸道感染）诱发，发作时有类似急性肾炎的表现。有些可自行缓解，有些会出现病情加重。

（4）实验室及其他检查：①尿液检查。尿异常是慢性肾炎的基本标志。蛋白尿是诊断慢性肾炎的主要依据，尿蛋白一般在1～3 g/d，尿沉渣可见颗粒管型和透明管型。血尿一般较轻或完全没有，但在急性发作期，可出现镜下血尿甚至肉眼血尿。②肾功能检查。慢性肾炎早期没有肾功能的改变，当出现肾功能不全时，主要表现为肾小球滤过率（GFR）下降，肌酐清除率（Ccr）降低。由于肾脏代偿功能很强，当Ccr降至正常值的50%以下时，血清肌酐和尿素氮才会升高，部分患者在血清肌酐升高之前可能出现尿素氮的升高，继而出现肾小管功能不全，如尿浓缩功能减退，表现为尿频、夜尿增多等。

【案例】

患者，女，42岁。因“反复蛋白尿3年”入院。患者诉3年前无明显诱因出现双下肢水肿，无关节疼痛，无口腔溃疡，无光过敏，无红斑，无尿频、尿急、尿痛，在当地医院查血压无升高，肾功能正常。尿常规：蛋白（+++），潜血（++），红细胞56个/μl。24 h尿蛋白定量为1.3 g。当地医院诊断为“慢性肾炎”，给予抗感染、激素、中药等治疗，尿蛋白在（+）～（++）之间波动。自起病以来，一般情况尚可，不发热，每天尿量正常，体重无减轻。既往无肝炎、结核、糖尿病、高血压等病史。无药物及食物过敏史。体检：体温36.3℃，脉搏73次/min，呼吸18次/min，血压120/70 mmHg。全身皮肤黏膜无黄染、出血点、皮疹、红斑，口腔无溃疡，扁桃体无肿大，甲状腺无肿大。双肺呼吸音清晰，未闻及啰音。心率 73 次/min，心律齐，各瓣膜区无杂音。腹软，无压痛及反跳痛，肝、脾肋下未触及，腹水征（—）。肋脊点、肋腰点无压痛。双肾区无叩痛。双下肢无水肿。入院后检查：红细胞 3.8×10^{12}/L、血红蛋白 103 g/L，血小板 153×10^{9}/L，白细胞 4.6×10^{9}/L；血沉 30 mm/h；蛋白（+++），隐血（+），24 h 尿蛋白定量为 2.1 g；尿本周蛋白阴性，生化指标：总蛋白 75 g/L，白蛋白 36 g/L，血脂、尿素氮、肌酐正常；凝血功能正常；乙肝全套正常；肿瘤标志物正常；免疫球蛋白及补体水平：IgG、IgA、IgM、补体 C_4 均正常，补体 C_3 略低；抗核抗体正常；甲状腺功能正常；胸片无异常；肾脏 B 超：肾脏大小、形态、结构均正常。考虑为慢性肾炎，给予抗感染、改善微循环、洛丁新、雷公藤等治疗。给予甲泼尼松龙冲击，随后口服激素、霉酚酸酯等治疗。2 个月后复查，24 h 尿蛋白定量为 0.6 g。

【分析】

慢性肾小球肾炎是我国常见的肾小球疾病，以蛋白尿、血尿、高血压、水肿等为主要表现。慢性肾小球肾炎为临床诊断，明确的诊断需要进行肾活检。只有在排除了继发性因素引起的肾小球肾炎，才能诊断为原发性肾小球肾炎。但是在临床上有不少继发性肾小球肾炎误诊为原发性肾小球肾炎。该患者就是一例。由于系统性红斑狼疮的临床表现多种多样，当临床表现和实验室检查均不典型时，系统性红斑狼疮的误诊率比较高，尤其在基层医院。

从该患者来看，中年女性，起病隐匿、病程较长，常规治疗未见明显的疗效，没有典型的肾外表现，无关节疼痛、口腔溃疡、光过敏、红斑等，非常容易误诊。从实验室检查来看，只有尿常规的异常、轻度贫血和补体 C_3 的轻度降低，实验室指标并不典型。补体 C_3 是临床上常用的指标，其降低主要见于急性肾炎、系统性红斑狼疮、膜增生性肾炎。

对有蛋白尿、血尿的患者，要及时行双链DNA、抗核抗体、补体等免疫学检查，尤其是育龄期女性，首先需要排除狼疮性肾炎。但无论是何种原因引起的肾炎，原发性或是继发性肾小球肾炎，在无禁忌证的情况下，要进行肾活检明确病理类型，使治疗更有针对性，并有助于判断病情预后。

慢性肾炎在生活中应该注意以下方面。

（1）休息：慢性肾炎患者都应以休息为主，并积极治疗，定期随访观察病情变化。

（2）活动：避免较强体力劳动，预防感冒发生。活动量应逐渐增加，以促进体力的恢复。

（3）饮食：水肿或高血压者应限制食盐入量，每天6 g以下（约一啤酒瓶盖）。咸鱼、咸菜均应忌用，待水肿消退后，盐量再逐步增加，但仍以低盐为主。根据肾功能情况控制蛋白质的摄入量，饮食中注意补充营养及维生素，水果及蔬菜可适当多补充。

第三节　肾病综合征

肾病综合征不是一个独立的疾病，是以大量蛋白尿（每天＞3.5 g）、低蛋白血症（血浆白蛋白＜30 g/L）、水肿、高脂血症以及其他代谢紊乱为特征的一组临床症候群。诊断标准为：大量蛋白尿和低白蛋白血症，伴或不伴有水肿和高脂血症，其中前两项为诊断所必需。需要注意的是有患者存在严重的低蛋白血症，导致尿蛋白排泄减少而达不到标准。

【诊断要点】

（1）大量蛋白尿：成人24 h尿蛋白定量＞3.5 g。

（2）低蛋白血症：人血白蛋白＜30 g/L。

（3）高脂血症：总胆固醇、游离胆固醇、三酰甘油、低密度脂蛋白、极低密度脂质蛋白、磷脂等其中一项增高或全部增高。

(4) 水肿可轻可重，一般较重，甚至出现胸腔积液、腹腔积液。

1 和 2 两项为必备条件，其余为参考条件，临床上号称“三高一低”。只有在排除了继发性因素的基础上才能诊断原发性肾病综合征。

【案例】

患者，男，42 岁，双下肢水肿 1 个月，以“水肿待查”入院。患者 1 个月前无明显诱因出现尿液中泡沫多，并出现双下肢水肿，不伴发热、腰痛、肉眼血尿、尿路刺激征、关节疼痛等，在外院查尿蛋白（+），给予抗感染治疗，水肿无明显缓解。随后尿液中泡沫渐多，双下肢水肿加重，尿蛋白（+++），尿红细胞 0～6/HP，24 h 尿蛋白定量为 2.4～3.8 g。自发病以来，患者无腰痛、发热、皮疹、关节疼痛、脱发、光过敏、夜尿增多。饮食、睡眠尚可，大便 1 次/d。既往体健，否认肝炎、结核等传染病史，无药物、食物过敏史，无高血压、糖尿病病史。体检：体温 36.6℃，脉搏 76 次/min，呼吸 18 次/min，血压 130/70 mmHg，形体消瘦，浅表淋巴结未触及。双肺呼吸音清晰，未闻及啰音，心率 76 次/min，律齐，各瓣膜区未闻及杂音。腹水征阴性，双肾区无叩痛，双下肢凹陷性水肿。

入院后完善实验室检查：红细胞 4.6×10^{12}/L、血红蛋白 110 g/L，血小板 156×10^{9}/L，白细胞 4.2×10^{9}/L；血沉 110 mm/h；尿常规：蛋白（+++），隐血（+），红细胞 0～6/HP，尿蛋白定量 3.8 g/24 h；尿本周蛋白阴性，生化指标：总蛋白 75 g/L，白蛋白 25 g/L，总三酰甘油 1.82 g/L，总胆固醇 4.79 g/L；尿素氮、肌酐正常；凝血功能：纤维蛋白原 415 mg/dl；血浆凝血酶时间正常；乙肝全套正常；肿瘤标志物正常；免疫球蛋白及补体水平：IgG、IgA、IgM、补体 C_3、补体 C_4 均正常；抗核抗体正常；甲状腺功能正常；胸片无异常；肾脏 B 超：肾脏大小、形态、结构均正常。

从该患者的指标来看，白蛋白 25 g/L，24 h 尿蛋白为 3.8 g，水肿、血脂高，符合肾病综合征的诊断标准。该患者无明显的继发因素，诊断为原发性肾病综合征，给予了泼尼松及环磷酰胺、抗凝等治疗。1 个月后复查，尿蛋白（＋＋＋），隐血（＋＋）。患者逐渐出现声音嘶哑，触诊甲状腺发现活动欠佳。行甲状腺 B 超：肿块形态不规则，边界不清或晕环不完整，建议进一步检查。转至肿瘤医院，确诊为甲状腺癌，行手术切除治疗。此后多次复查尿蛋白均为阴性。

【分析】

引起肾病综合征的原因很多，有原发性和继发性之分，只有排除了继发性因素才能诊断为原发性肾病综合征。继发性肾病综合征的病因主要有狼疮性肾炎、糖尿病肾病、紫癜性肾炎、肾淀粉样变、感染性心内膜炎、肿瘤相关性肾炎等。而原发性肾病综合征常见的病理类型有微小病变、系膜增生性肾炎、局灶节段性肾小球硬化、膜性肾病、IgA 肾病、膜增生性肾炎。肿瘤引起的肾脏疾病在临床上并不少见。50 岁以上的老年人出现肾病综合征，首先要排除肿瘤的可能。引起肾脏损害的恶性肿瘤可以分为肾脏本身的肿瘤及肾外肿瘤，其中肾外肿瘤以肺癌、结肠癌、乳腺癌和胃癌最为常见。肿瘤引起的肾损害的发生率小于 1%，而甲状腺癌引起的肾病综合征更为少见。甲状腺癌占所有恶性肿瘤的 1%，多发于生育期妇女，而绝经后的女性发病率呈明显的下降趋势，男女发病比例为 1∶（2～3）。结合该患者，中年男性，肿瘤标志物、甲状腺功能均正常，很容易引起误诊。该患者经过手术治疗，尿蛋白随即转阴，提示肾病综合征是甲状腺癌引起。

肾病综合征患者在生活中要注意以下方面。

（1）饮食：对于肾病综合征患者而言，科学合理的饮食有助于治疗和改善预后。控制钠的摄入，常见的含钠高的食物有食盐、酱油、豆瓣酱、腌菜等，均应该减少食用。每天食盐的用量不超过 2 g，同时还要控制蛋白质摄入量。

（2）运动：肾病综合征病情较轻者，可适当运动，避免劳累。运动可促进人体血液循环，有利于疾病的治疗，健康的恢复。同时，在运动时，要量力而行，不要过度。

（3）患者要注意个人卫生，少到人多嘈杂的公共场所，避免感染，以防病情加重。

（4）患者要注意防寒，避免感冒，因为感冒是肾病综合征复发和加重的一大原因。

第四节　狼疮性肾炎

狼疮性肾炎是指系统性红斑狼疮合并双肾不同病理类型的免疫性损害，同时伴有明显肾脏损害的一种疾病。本病是一种自身免疫性疾病，是机体自身所发生的免疫复合物疾病。该病多见于育龄期女性。

【诊断要点】

（1）颊部红斑：扁平或突起，在两颧突出部位有固定红斑。

（2）盘状红斑：片状高超皮肤的红斑，黏附有角质脱屑和毛囊栓；陈旧性病变可发生萎缩性瘢痕。

（3）光过敏：对日光有明显的反应，出现皮疹，从病史中得知或医生观察到。

（4）口腔溃疡：经医生观察到的口腔或鼻咽部溃疡，一般为无痛性。

（5）关节炎：非侵蚀性关节炎，累及 2 个或更多的外周关节，有压痛、肿胀或积液。

（6）浆膜炎：胸膜炎或心包炎，可伴有浆膜腔积液。

（7）肾脏病变：尿蛋白＞0.5 g/24 h 或（＋＋＋），或管型（红细胞、血红蛋白、颗粒管型或混合管型）。

（8）神经病变：癫痫发作或精神病，排除药物或已知的代谢紊乱。

(9) 血液系统病变：溶血性贫血或白细胞减少，或淋巴细胞减少，或血小板减少。

(10) 免疫学异常：抗 dsDNA 抗体阳性，或抗 Sm 抗体阳性，或抗磷脂抗体阳性（包括抗心磷脂抗体，或狼疮抗凝物，或至少持续 6 个月的梅毒血清试验假阳性，三者中具备一项阳性）。

(11) 抗核抗体：抗核抗体阳性。

该诊断标准的 11 项中，符合 4 项或 4 项以上者，在排除感染、肿瘤和其他结缔组织病后，可诊断系统性红斑狼疮，同时具备第 7 条肾脏病变，即可诊断为狼疮性肾炎。

【案例】

患者，女，36 岁。因双下肢水肿 3 个月，伴面部红斑 10 d 入院。患者 3 个月前无明显诱因出现双下肢水肿，泡沫尿，食欲缺乏，小便减少，无肉眼血尿，无腰痛，无尿频、尿急、尿痛，前往外院住院治疗，诊断为“慢性肾炎”，给予了护肾（具体用药不详）等治疗，水肿、食欲缺乏加重，并出现面部红斑，且逐渐加重。给予抗感染、改善微循环、护肾等治疗，病情无缓解。既往无特殊病史。体温 36.4℃，脉搏 85 次/min，血压 130/80 mmHg。神志清楚，颜面部水肿，颜面、颈部、前胸、后背可见红斑，全身浅表淋巴结无肿大，咽部可见一溃疡面，扁桃体无肿大。双肺呼吸音粗，未闻及干湿性啰音，心率 85 次/min，律齐，各瓣膜未闻及杂音。腹膨隆，无压痛、反跳痛，移动性浊音（+），双肾区无压痛及叩击痛，双下肢水肿。神经系统检查无异常。入院后检查血常规：白细胞 2.9×10^9/L，血红蛋白 99 g/L，血小板 67×10^9/L。乙肝全套：HBsAg（-）。血生化：谷草转氨酶 117 U/L，γ-转肽酶 351 U/L，总蛋白 59 g/L，白蛋白 21 g/L，球蛋白 38 g/L，三酰甘油 1.76 mmol/L，高密度脂蛋白 0.68 mmol/L，C-反应蛋白 17.3 mg/L，尿素氮 14.8 mmol/L，肌酐 84 μmol/L，尿酸 425 μmol/L，二氧化碳 19.8 mmol/L。尿常规：潜血（+++），蛋白质（+++）。胸片正常。IgA 8.92 g/L，补体 C_3 0.41 g/L，补体 C_4 0.03 g/L，ANA（+），抗 dsDNA（+），抗组蛋白抗体（+），抗核小体抗体（+）。综合以上情况，诊断为“系统型红斑狼疮、狼疮性肾炎、继发性肾病综合征”。

【分析】

狼疮性肾炎是系统性红斑狼疮的并发症之一，主要见于育龄期女性，男女之比为 1∶10。大约 70%的系统性红斑狼疮患者有明显的肾脏损害，90%的患者通过肾穿刺检查发现肾脏损害，100%的患者结合免疫荧光和电镜检查发现肾脏损害。

本病例为 36 岁女性，最初并没有典型的蝶形红斑和盘状红斑，很容易导致误诊、误治，而使病情进展加重。狼疮性肾炎主要采用激素和免疫抑制剂治疗，患者非常容易并发感染。结合本患者，是狼疮型肾炎引起的继发性肾病综合征，治疗上使用激素及免疫抑制剂控制狼疮的活动，从而缓解狼疮对其他脏器引起的损害。

狼疮性肾炎患者在生活中的注意事项有以下方面。

（1）避免日晒：狼疮性肾炎患者对阳光敏感，所以出门应该打伞。

（2）预防感染：狼疮性肾炎患者因病情的影响或激素和免疫抑制剂的使用，导致免疫力下降，非常容易受到细菌、病毒侵犯，故应注意预防呼吸道、胃肠道及皮肤等部位的感染。

（3）调整情绪：狼疮性肾炎患者往往情绪低落，不良情绪容易加重病情且不利于身体的恢复。因此，患者应保持乐观的心态并积极配合治疗。

（4）运动：狼疮性肾炎患者进行适当的运动可以保持肌肉、骨骼的韧性，促进血液循环，增进心肺功能，但是不能过度劳累。

（5）狼疮性肾炎患者的饮食：狼疮性肾炎患者应该摄入足够的营养，如维生素、矿物质、蛋白质，主要以清淡饮食为宜。限制盐和水的摄入。

第五节　糖尿病肾病

糖尿病肾病是特别常见和比较棘手的糖尿病并发症。糖尿病肾病是糖尿病最严重的并发症之一，又是终末期肾病的主要原因。糖尿病肾病为糖尿病主要的微血管并发症，主要指糖尿病性肾小球硬化症，是一种以血管损害为主的肾小球病变。早期多无症状，血压可正常或偏高。其发生率随着糖尿病的病程延长而增高。糖尿病早期肾体积增大，肾小球滤过率增加，呈高滤过状态，以后逐渐出现间隙蛋白尿或微量蛋白尿，随着病程的延长出现持续蛋白尿、水肿、高血压、肾小球滤过率降低，进而发展至肾功能不全、尿毒症，是糖尿病主要的死亡原因之一。糖尿病肾病又是继发性肾病综合征的主要原因之一。

【诊断要点】

糖尿病肾病的早期诊断主要依赖病史、尿微量白蛋白测定。糖尿病患者出现糖尿病肾病的病程通常为10年左右。

（1）尿蛋白：临床上若6个月连续2～3次尿微量白蛋白排泄率达到20～200 μg/min，就可诊断为早期糖尿病肾病。

（2）肾小球滤过率：既可以作为糖尿病肾病的诊断指标，还可以用来判断糖尿病肾病的严重程度。

（3）血肌酐和尿素氮：作为判断肾功能的重要指标，但是在糖尿病肾病早期不够敏感。

（4）视网膜、心血管、神经系统等检查对糖尿病肾病的诊断有一定的价值。

（5）肾活检：可以明确了解肾脏的病变程度，做出明确的诊断。

【案例】

患者，男，75岁，以“多尿、消瘦8年余，伴尿中泡沫增多

1 年余”入院。患者 8 年前无明显诱因出现多饮、多尿、身体消瘦，在外院查空腹血糖升高，为 13.6 mmol/L，诊断为“2 型糖尿病”，给予格列齐特缓释片、复方丹参片等治疗，血糖控制良好。去年患者出现尿液中泡沫增多，查 24 h 尿蛋白定量为 5.3 g，在外院诊断为“糖尿病肾病”，给予厄贝沙坦片、胰岛素等药物治疗。今年 2 月份，患者出现眼睑及双下肢水肿，查血液生化示：血肌酐 126 μmol/L、尿素氮 8.5 mmol/L、总蛋白 46 g/L、白蛋白 20 g/L、总胆固醇 8.70 mmol/L、三酰甘油 2.82 mmol/L；24 h尿蛋白定量为 4.6 g，诊断为“糖尿病肾病Ⅳ期”，住院后给予扩容、利尿、消肿、抗凝、调脂等治疗，水肿减轻，24 h 尿蛋白定量为 4.0 g，病情稳定后出院治疗。1 个月前水肿又加重，延至全身。既往有高脂血症病史 5 年，高血压 6 年，最高达 170/90 mmHg，服用厄贝沙坦片、苯磺酸氨氯地平、盐酸特拉唑嗪片治疗，血压控制尚可。无药物、食物过敏史。体检：脉搏 82 次/min，血压 140/70 mmHg。双肺呼吸音清晰，未闻及啰音。心率 82 次/min，心律齐，各瓣膜区未闻及杂音。肝脾肋下未触及，腹部膨隆，腹水征（+），双肾区无叩击痛，肋脊点、肋腰点无压痛，双下肢高度水肿。实验室检查：白细胞 6.80×10^{9}/L、红细胞 4.72×10^{12}/L、血红蛋白 105 g/L、血小板 161 $\times10^{9}$/L；尿常规：隐血（+）、蛋白（+++）、红细胞 50.60 个/μl、管型 3.43 个/μl；大便常规（-）；血浆总蛋白 35.4 g/L、白蛋白 13.9 g/L、三酰甘油 3.76 mmol/L、血肌酐 155 μmol/L、尿素氮 8.9 mmol/L、24 h 尿蛋白定量为 6.3 g；双肾 B 超示：左肾大小为 116 mm×49 mm×46 mm，右肾大小为 110 mm×46 mm×42 mm，双肾血流灌注佳，输尿管、尿道未见异常；尿 β_2-微球蛋白 2 632 μg/ml、α_1-微球蛋白 88.9 μg/ml。该病例诊断：2 型糖尿病，糖尿病肾病Ⅳ期。给予降糖、降压、护肾、改善微循环等治疗。

【分析】

糖尿病肾病是糖尿病常见的并发症之一，在糖尿病患者中的发生率为25%～40%。糖尿病肾病主要见于糖尿病病程长，长期血糖控制不好的患者。临床上糖尿病肾病的诊断主要是依据蛋白尿。如果同时存在糖尿病视网膜病变，基本上就可以排除其他原因的蛋白尿。糖尿病患者视网膜病变常与糖尿病肾病同时发生或略迟于糖尿病肾病。但是一旦出现蛋白尿，肾脏的损害则为不可逆，并进行性发展。因此，糖尿病肾病的早期诊断是非常重要的，如检查尿微量白蛋白、肾功能、肾脏影像学检查、肾脏活检等。临床上切不可认为糖尿病伴有尿蛋白就是糖尿病肾病，应该从糖尿病的病程、尿蛋白、影像学、视网膜等多方面来综合判断。

该患者有长达8年的糖尿病病史，长期血糖控制欠佳，出现了持续性的尿蛋白，肾脏体积增大，并出现了肾功能受损，在诊断上并不困难。难点在于糖尿病肾病的治疗。除了严格控制血糖以外，还应该控制尿蛋白、血脂、血压等。由于糖尿病肾病的进展，出现了大量蛋白尿，而糖尿病是激素使用的相对禁忌证，所以在尿蛋白的控制上，主要使用血管紧张素受体阻滞剂贝那普利，或者血管紧张素受体阻滞剂缬沙坦等。此类药物具有控制血压、降低尿蛋白、保护肾脏的作用。如血压控制欠佳，还可以使用氨氯地平等。

糖尿病肾病患者在生活中要注意以下方面。

（1）严格控制饮食中蛋白质的含量，蛋白质的摄入量为0.6 g/（kg·d），以优质蛋白质为主，如鱼、瘦肉、鸡蛋和牛奶等。

（2）严格控制血糖，因为高血糖会加重糖尿病肾脏病变。

（3）严格控制血压，尽量使血压控制到目标值120/70 mmHg。

（4）避免服用对肾脏有损害的药物。

（5）禁止吸烟，因为高血糖、高血压、高蛋白饮食、吸烟等都是加重糖尿病肾病的重要因素。

第六节 痛风性肾病

痛风性关节炎是一种因嘌呤代谢障碍，使尿酸在体内堆积而引起的疾病，属于关节炎的一种，又称代谢性关节炎。人体内有一种叫作嘌呤的物质，若其新陈代谢发生紊乱，尿酸（嘌呤的氧化代谢产物）合成增加或排出减少，会造成高尿酸血症。当血尿酸浓度过高时，尿酸即以钠盐的形式沉积在关节、软组织、软骨和肾脏中，引起组织的异物炎性反应，就叫痛风。

痛风性肾病也称尿酸性肾病，是由于血尿酸产生过多或排泄减少形成高尿酸血症所致的肾损害，通常称为痛风肾，尿酸性肾病的临床表现可有尿酸结石、小分子蛋白尿、水肿、夜尿频、高血压、血尿酸及尿尿酸升高、肾小管功能损害。肥胖、喜肉食及酗酒者发病率高，男女之比为 9∶1，85%为中老年人。尿酸性肾病如能早期诊断并给予恰当的治疗（控制高尿酸血症和保护肾功能），肾脏病变可减轻或停止发展，如延误治疗或治疗不当，则病情可恶化并发展为终末期肾功能衰竭，需要透析治疗。

【诊断要点】

（1）病史特点及症状：中老年男性，有家族史及肥胖、高血压、高脂血症、糖尿病等代谢综合征表现，无其他肾脏病病史而出现多尿、夜尿，尿浓缩功能受损，镜下或肉眼血尿，可伴见少量或中等量的蛋白尿，或出现尿路结石及突然发作的关节红、肿、疼痛等症，应首先考虑本病。

（2）体征：在出现肾脏病前，有肾脏以外的病变。如足趾、踝、膝、肘、腕、掌指、指间关节的红肿；急性期局部皮肤剧烈疼痛、发热、暗红，反复发作，局部可形成痛风石，关节畸形；若痛风石处皮肤破溃，可形成溃疡，经久难愈，可有白垩或面糊样结晶物溢出；可有血压升高、贫血，晚期可见水肿。

（3）血尿酸：男性＞420 μmmol/L，女性＞350 μmmol/L。

【案例】

患者，男，52 岁。因“右足跖趾关节红、肿、疼痛 12 年，血肌酐升高 1 年”入院。患者 12 年前无明显诱因出现右足跖趾关节红、肿、疼痛，在当地予以抗感染等治疗，略有缓解，未予进一步检查及治疗。此后每次发作均予以抗感染治疗。近几年来，两足跖趾关节疼痛频繁交替发作。1 年前查肾功能：血肌酐 132 μmol/L，给予碳酸氢钠片、别嘌呤醇等治疗。自起病以来，一般情况尚可，右足跖趾关节红、肿、疼痛，尿量正常，大便如常。既往无高血压、糖尿病、肝炎、结核、结石等病史。无药物、食物过敏史。体格检查：体温 36.3℃，脉搏 74 次/min，呼吸 20 次/min，血压 130/70 mmHg。双肺呼吸音清晰，未闻及啰音。心率 74 次/min，心律齐，各瓣膜未闻及杂音。肝脾肋下未触及，腹软，无压痛、反跳痛，双肾区无叩击痛，肋脊点、肋腰点无压痛，双下肢无水肿。右足跖趾关节可见红肿。实验室检查：白细胞 7.80×10^{9}/L、中性粒细胞分类 83.5%、红细胞 4.62×10^{12}/L、血红蛋白 123 g/L、血小板 151×10^{9}/L；尿常规：隐血（＋）、蛋白（＋＋）、红细胞 40.60 个/μl；大便常规（－）；血生化：尿酸 612 μmol/L、肌酐 165 μmol/L、尿素氮 8.3 mmol/L；24 h 尿蛋白定量为 0.68 g；双肾 B 超示：左肾大小为 106 mm×49 mm×46 mm，右肾大小为 110 mm×46 mm×42 mm，双肾血流灌注佳，输尿管未见异常；尿 β2-微球蛋白升高。诊断为“痛风、痛风性肾病”。给予碳酸氢钠片、别嘌醇、氯沙坦钾片及抗感染、改善微循环治疗后，病情缓解。

【分析】

痛风以男性多见，女性少见。男女比例约为 21∶1。痛风反复发作 10 年以上方有肾损害的表现。持续性高尿酸血症，20%的患者在临床上有肾脏病变表现，经过数年或更长时间可先后出现肾小管和肾小球受损，少部分发展至尿毒症。尿酸性肾病的发生率仅次于痛风性关节损害，并且与病程和治疗方式有密切关系。早期有轻度单侧或双侧腰痛，然后出现轻度水肿和中度血压升高。尿液呈酸性，有间歇或持续蛋白尿，一般不超过（＋＋）。几乎均有肾小管浓缩功能下降，出现夜尿、多尿、尿相对比重偏低。5～10 年后肾病加重，进而发展为尿毒症，17％～25％死于肾功能衰竭。痛风患者的尿液呈酸性，因而尿中尿酸浓度增加，较小的结石随尿液排出，但常无感觉，尿沉淀物中可见细小褐色砂粒；较大的结石可梗阻输尿管而引起血尿及肾绞痛，因尿流不畅继发感染成为肾盂肾炎。巨大结石可造成肾盂肾盏变形、肾盂积水，这是由于大量尿酸结晶广泛性梗阻肾小管所致。痛风常伴发高血压、高脂血症、动脉硬化、冠心病及 2 型糖尿病。在年长者痛风死亡原因中，心血管因素远超过肾功能不全。但痛风与心血管疾病之间并无直接因果联系，只是两者均与肥胖、饮食因素有关。

需要注意的是，要将痛风性肾病和肾脏病引起的尿酸升高鉴别。痛风性肾病有 10 年以上的痛风病史，有明显的痛风关节炎，通常先有肾小管功能受损，而肾小球功能受损轻，肾功能减退进展缓慢。而肾脏病引起的尿酸升高有较长的肾脏病病史，而后出现血尿酸升高，很少发生关节炎。

痛风性肾病患者在生活中要注意以下方面。

（1）多饮水：保证每天尿量在 2 000～3 000 ml，以利于尿酸的排出。为防止夜间尿液浓缩，可在睡前适当饮水，有助于尿酸小结石的排出和预防感染。

（2）避免食用高嘌呤的食物：如动物内脏、虾蟹、牛肉、菠菜、大豆、芦笋、甜食、饮料等。

（3）避免饮酒：酒精制品可以引起尿酸排泄障碍，诱发痛风发作。

第七节　过敏性紫癜性肾炎

过敏性紫癜是一种较常见的微血管变态反应性出血性疾病。病因有感染、食物过敏、药物过敏、花粉、昆虫咬伤等，儿童及青少年较多见，男性较女性多见，起病前1～3周往往有上呼吸道感染史。

紫癜性肾炎是一组因变态反应所致的以广泛性毛细血管炎为主要病理基础的临床综合征，包括特征性皮疹、腹部绞痛、关节痛及肾小球肾炎，有时还出现上消化道出血。

由于过敏性紫癜患者1/3以上出现肾损害，其预后主要取决于肾脏病变的严重程度，因此将过敏性紫癜所引起的肾损害称为紫癜性肾炎。

【临床表现】

1. 前驱期症状　发病前1～3周常有低热、咽痛等上呼吸道感染症状及全身不适等表现。

2. 典型症状及体征　临床上由于病变部位不同而有不同的表现。

1）皮肤症状：以下肢大关节附近及臀部分批出现对称分布大小不等的斑丘疹样紫癜为主，反复发作于四肢、臀部，少数累及面部和躯干部，皮损初起有皮肤瘙痒，出现小型荨麻疹、血管神经性水肿及多形性红斑。

2）关节症状：可有单个或多发性游走性关节肿痛或关节炎，有时局部有压痛，多发生在膝、踝、肘、腕等关节，关节腔可有渗液，但不留后遗症，临床称关节型。

3）消化道症状：约2/3患者可出现腹部阵发性绞痛或持续性钝痛，同时可伴有呕吐、呕血或便血，严重者出现血水样大便，临床称腹型。

4）肾脏症状：一般于紫癜2～4周出现肉眼血尿或镜下血尿、蛋白尿和管形尿，也可出现于皮疹消退后或疾病静止期，通常在数周内恢复。重症者可发生肾功能减退、氮质血症和高血压脑病。少数病例血尿、蛋白尿或高血压可持续2年以上。临床称肾型。

【诊断要点】

（1）肾脏受累多发生于皮肤紫癜后1个月内，紫癜常反复发作，病程迁延，严重者肾脏较易受累。

（2）除见皮肤、胃肠道、关节等症状外，早期大多数患者可见肉眼血尿与蛋白尿，轻者仅见镜下血尿。水肿和高血压多为轻、中度。

（3）肾脏活检病理常见局灶系膜增生性病变，严重者有弥漫增殖和新月体形成，免疫荧光检查以系膜区IgA颗粒样沉着为特征。

【案例】

患者，女，23岁。因“反复出现双下肢散在出血点伴血尿6年”入院。患者于6年前食用海鲜后，突然出现双下肢散在出血点，左右对称，伴有关节痛，腹痛，无光过敏、红斑、口腔溃疡，无尿频、尿急、尿痛。在外院查尿常规：隐血（++），蛋白（++）；肾功能正常。诊断为过敏性紫癜。给予泼尼松、维生素C、葡萄糖酸钙等药物治疗，病情渐好转，血尿、蛋白尿消失。去年又不明原因出现双下肢出血点，查尿常规示血尿（++），蛋白（+），给予潘生丁、维生素C、西替利嗪、雷公藤多苷等治疗1个月后，血尿消失。今年再次出现乏力，腰痛，双下肢出血点。尿常规：尿蛋白（++）、血尿（++），红细胞50个/μl，尿$β_2$-微球蛋白0.47 mg/L。诊断为过敏性紫癜、紫癜性肾炎。既往无肝炎、结核等病史，无药物过敏史，对龙虾过敏。体检：体温36.7℃，脉搏72次/min，呼吸20次/min，血压130/70 mmHg。

双肺呼吸音清晰，未闻及啰音。心率72次/min，心律齐，各瓣膜未闻及杂音。肝脾肋下未触及，腹软，无压痛、反跳痛，双肾区无叩击痛，肋脊点、肋腰点无压痛，双下肢无水肿。实验室检查：血常规正常；血沉50 mm/h；尿常规：蛋白（＋＋＋），隐血（＋），红细胞0～6/HP，尿蛋白定量1.6 g/24 h；尿本周蛋白（－）；生化指标正常；凝血功能：纤维蛋白原415 mg/dl，血浆凝血酶时间正常；乙肝全套正常；肿瘤标志物正常；免疫球蛋白及补体水平：IgG、IgA、IgM、补体C_3、补体C_4均正常；抗核抗体正常；甲状腺功能正常；胸片正常；肾脏B超：肾脏大小、形态、结构均正常。肾穿刺活检：系膜增生性肾小球肾炎。最后诊断为“过敏性紫癜、紫癜性肾炎”。

【分析】

过敏性紫癜是一种以皮肤紫癜、出血性胃肠炎、关节炎和肾脏损害为特征的综合征，伴有肾脏损害的称为紫癜性肾炎。本病常发生在10岁以下的儿童，成年人少见。所有的患者均有皮疹，出血性和对称性分布是皮疹的特征。关节炎表现为膝、踝、肘、腕关节的肿胀、疼痛。消化道表现则为腹痛、呕吐和便血。

紫癜性肾炎患者的生活注意事项如下。

（1）积极寻找引起过敏的原因，除去可能存在的致敏原。

（2）饮食忌辛、辣、刺激性食物，忌食海鲜，过敏原因不明者不吃过去未吃过的食物。

（3）腹痛较重或大便潜血阳性者进食半流食，消化道有明显出血者应禁食。

（4）注意保暖，防止感冒。

（5）防止昆虫叮咬。

（6）皮疹有痒感者，应保持皮肤清洁，修剪指甲、防止擦伤和抓伤。

（7）卧床休息，以利于皮肤紫癜消退和减少其复发。

第八节 高血压肾损害

高血压病是临床上非常常见的一种疾病。高血压病是指在静息状态下动脉收缩压和/或舒张压增高（≥140/90 mmHg），常伴有脂肪和糖代谢紊乱以及心、脑、肾和视网膜等器官功能性或器质性改变，以器官重塑为特征的全身性疾病。长期持续的高血压往往会损伤肾脏，引起高血压性肾病。早期一般只有肾动脉痉挛，所以没有什么症状出现，检查小便也无异常。到了肾小动脉发生硬化的时候，肾脏就会因血供不良而受到损伤和萎缩，功能逐渐减退，出现夜间尿频、多尿、尿色清淡等情况。高血压与肾脏病变关系十分密切，高血压能引起肾脏损害，而很多肾脏疾病又易并发高血压。高血压与肾脏病相互影响，互为因果，以至形成恶性循环。长期血压升高会伤及心、脑、肾等重要器官，可导致冠心病、脑动脉硬化、肾动脉硬化等并发症。对于心、脑血管并发症，很多高血压患者都十分警惕，但对于肾脏，仍未引起足够重视。其实，在肾小动脉硬化早期，肾功能就已经开始逐渐减退，患者可表现为夜尿增多，尿浓缩功能降低，少量蛋白尿，后期可出现蛋白尿增多和氮质血症，最终进入终末期肾衰竭。

【诊断要点】

（1）必须条件：原发性高血压病史 5 年以上；持续性的尿蛋白（＋～＋＋），尿沉渣有形成分少；视网膜动脉硬化或动脉硬化性视网膜改变；排除其他原发性或继发性肾脏病变。

（2）辅助条件：年龄在 40 岁以上；有高血压性左心室肥厚、冠心病、心力衰竭；脑动脉硬化或脑血管意外；高尿酸血症；肾小管的损害先于肾小球的损害；病程进展缓慢。

（3）尿微量白蛋白、尿 NAG 酶、β_2-微球蛋白排出增多。

【案例】

患者，女，54 岁，因“血压升高 10 年，伴肾功能异常 1 年多”于 2009 年 12 月入院。患者 10 年前无明显诱因突觉头晕，无恶心呕吐、耳鸣及视物旋转，测血压 170/95 mmHg，自服利血平、珍菊降压片等药，但血压控制不佳，在 90～100/160～180 mmHg 波动，最高曾达 210/110 mmHg。因未有明显的症状，一直未予正规降压治疗。近 1 年来，双下肢水肿，以下午为重，在外院给予螺内酯治疗，水肿时有缓解。后又至外院查肾功能：尿素氮 10.2 mmol/L，肌酐 185 μmol/L，给予氨氯地平、厄贝沙坦、特拉唑嗪等治疗，血压控制尚可。近 1 周水肿又加重入院。患者一般情况尚可，无胸闷、心慌、恶心、呕吐及关节疼痛，夜尿 4～5 次，每天尿量约 1 600 ml。无糖尿病、肝炎、结核等病史。体检：体温 36.6℃，脉搏 72 次/min，呼吸 18 次/min，血压 150/70 mmHg。双肺呼吸音清晰，未闻及啰音。心率 72 次/min，心律齐，各瓣膜未闻及杂音，心界向左下扩大。肝脾肋下未触及，腹软，无压痛、反跳痛，双肾区无叩击痛，肋脊点、肋腰点无压痛，双下肢中度凹陷性水肿。

血常规：红细胞计数 3.51×10^{12}/L，血红蛋白 108 g/L；血生化：尿素氮 14.9 mmol/L，肌酐 202 μmol/L，二氧化碳结合率 17.0 mmol/L；尿常规：尿蛋白（＋＋），潜血（＋），尿微量白蛋白 525.07 mg/L；甲状腺功能：正常；免疫功能正常；凝血功能正常；肾脏 B 超：双肾血流灌注佳，输尿管、尿道未见异常；心脏彩超：左室增大；心电图：窦性心律，电轴左偏，左室高电压。诊断为“高血压病 3 级（极高危组）、高血压肾损害”。

【分析】

高血压是常见病、多发病，长期血压控制欠佳，可以导致肾脏受损。一般而言，高血压持续存在 10～15 年才会出现肾损害的临床表现，以夜尿增多（夜尿量超过 24 h 总尿量的 1/2 或者在

750 ml 以上）、尿中有形成分（红细胞、白细胞、管型）较少为主。肾外的表现有心脏、脑、眼等靶器官的受损，常出现在肾脏受损之前，而且比肾功能的改变重。

临床上，对高血压肾损害和肾性高血压要注意鉴别。两者的鉴别要点见表 8-1。

表 8-1　高血压肾损害和肾性高血压的鉴别要点

	高血压肾损害	肾性高血压
发病年龄	40 岁以上	20～30 岁
肾炎病史	无	有
尿液异常和高血压的先后顺序	高血压在先	尿液异常在先
水肿	早期比较少见	多有水肿
尿液检查	轻到中度蛋白尿（＋～＋＋），尿中有形成分少	中到重度蛋白尿，尿液中常有红细胞、管型等
眼底病变	重于肾功能改变	轻于肾功能改变
靶器官受损	多见	早期少见
肾性贫血	较轻	较重
进展	进展较慢	进展较快

高血压肾损害患者在生活中要注意以下方面。

（1）控制体重：过多的体内脂肪堆积是促发高血压病的最重要的因素之一。超重 10％以上的高血压病患者，如果体重减少 5 kg，就能有效降低血压。若在控制饮食的同时增加体力活动，或超重者节制饮酒或减少钠盐摄入，都能增强降血压的效果。

（2）饮食：①钠盐的摄入与血压升高有关。低盐膳食有助于降低血压，世界卫生组织建议，每人每天钠盐摄入量不超过 6 g。

因此，限盐主要是减少烹调用盐及含盐高的调料的使用量，少食各种咸菜及盐腌食品。②减少膳食脂肪的摄入，适量补充优质蛋白质。高血压病患者应多吃水果、蔬菜、鱼类，减少脂肪摄入。食用动物性食物时，应减少食用脂肪含量高的猪肉，多摄入蛋白质含量高、脂肪含量少的鱼类及禽类。③注意补充钾和钙：我国膳食一般低钾、低钙，不利于血压的控制。提倡增加钾多、钙高的食物（有高钾血症及肾功能不全者除外），如绿叶蔬菜、鲜奶、豆制品等。④限制饮酒：饮酒与血压水平及高血压病患病率之间有关联。建议男性每天饮酒应少于 20～30 g，女性则少于 10～15 g。患有高血压者应坚决戒酒，因为酗酒会明显增加脑卒中发生的风险。

（3）运动：运动前应先了解自己的身体状况，以便决定运动种类、强度、频度和持续时间。中老年人宜参加有氧、伸展、增加肌力练习的活动，具体项目可选择健步、慢跑、太极拳、气功、迪斯科、游泳等，运动强度可征求医生的意见，须因人而定。

（4）保持心情舒畅：减轻精神压力，保持心理平衡。长期处于紧张、应激状态，自己又缺乏应变能力者，或心理、性格异常，且经常处于情绪不良状态者（如抑郁、焦虑、不满、沮丧、憎恨、愤怒等），往往会不由自主地接受不健康的生活方式，如酗酒、吸烟以消愁。长期如此，不仅容易发生高血压病，而且血压往往较难控制在正常范围内。因此，要格外注意劳逸结合，也可请求心理医生帮助，逐步具备一定的自控能力。

（5）戒烟：这点十分重要，因为烟中的尼古丁和焦油不仅可使血压出现一过性升高，甚至还有增加脑卒中发生的风险。吸烟还会降低服药的顺应性，使患者不得不增加降压药物的剂量。

第九节　多发性骨髓瘤

多发性骨髓瘤是浆细胞异常增生的恶性肿瘤，是一种进行性的肿瘤性疾病。多发性骨髓瘤常伴有多发性溶骨性损害、高钙血症、贫血、肾脏损害，而且对细菌性感染的易感性增高，正常免疫球蛋白的生成受抑制。本病的发病率为（2～3）/10 万，男女比例为 1.6∶1，患者年龄多在 40 岁以上。

【临床表现】

持续性的无法解释的骨骼疼痛（特别是在背部或胸廓），肾功能衰竭，反复发生细菌性感染（特别是肺炎球菌性肺炎）是最常出现的症状。病理性骨折和椎骨压缩常见，后者可能导致脊髓受压迫或截瘫。肾小管中广泛管型形成，肾小管上皮细胞萎缩和间质纤维化而发生肾衰竭（骨髓瘤肾病）。有些患者以贫血、乏力和疲劳为主要表现，少数患者有高黏滞综合征。淋巴结和肝、脾轻到中度肿大。

【诊断要点】

（1）40 岁以上多发，男多于女。

（2）病变前期可无明显症状，仅出现血沉增快、贫血、蛋白尿等。

（3）可有骨关节、腰背疼痛、颅骨、胸肋骨瘤形成，以胸肋、锁骨连接处发生串珠样结节及溶骨性钻凿样或鼠咬状圆形骨质缺损为特征，可出现病理性骨折、截瘫、肋间及坐骨神经痛等。

（4）可损害肾脏而造成蛋白尿、肾小管病、肾病综合征、尿毒症等。

（5）因血液黏稠度增高而出现头晕、头痛、视力障碍、胸闷、眩晕、出血等症状。

（6）易引起肺部、泌尿系感染。

（7）实验室检查：①血清异常球蛋白增多而白蛋白正常或减少。尿凝溶蛋白半数阳性。②贫血多呈正细胞、正色素性，白细胞、血小板正常或偏低。③骨髓检查主要为浆细胞系异常增生。④骨骼X线检查可见多发性溶骨性穿凿样骨质缺损区或骨质疏松、病理性骨折。⑤骨髓浆细胞增多≥15%，有异常浆细胞或组织活检为浆细胞瘤。

【案例】

患者，女，63岁，因“尿少伴双下肢水肿2个月”入院。患者2个月前无明显诱因出现双下肢水肿，腰部疼痛，无尿频、尿急、尿痛，无肉眼血尿，在外院查尿蛋白（＋＋＋），潜血（＋），肾功能正常，考虑为“慢性肾炎”，经休息及口服中成药治疗，尿蛋白持续在（＋＋～＋＋＋），并伴有头晕、活动后心悸气短。既往无肝炎、结核、糖尿病、高血压病史。无药物、食物过敏史。体检：体温36.6℃，脉搏72次/min，呼吸20次/min，血压120/70 mmHg。双侧眼睑无水肿，皮肤黏膜及巩膜无黄染；双肺呼吸音清晰，未闻及干湿啰音；心率72次/min，律齐，各瓣膜区未闻及病理性杂音；腹平软，肝脾肋下未触及；墨菲征阴性，双肾区无叩击痛；双下肢中度凹陷性水肿。神经系统检查正常。入院后查血常规：白细胞4.2×10^9/L，红细胞3.3×10^{12}/L，血红蛋白75 g/L；尿常规：蛋白（＋＋＋），潜血（＋），24 h尿蛋白定量为3.6 g；血沉86 mm/h；血生化：总蛋白89 g/L，白蛋白29 g/L，球蛋白60 g/L，肌酐169 μmol/L，尿酸623 μmol/L，钙3.25 mmol/L；血清IgG 65.5 g/L，尿本周蛋白（－），B超示双肾正常。颅骨X线：广泛、多发性、圆形、穿凿样改变。经骨穿确诊多发性骨髓瘤。

【分析】

多发性骨髓瘤是以克隆性浆细胞恶性增生，导致一系列器官功能障碍为特点的中老年疾病，发病率占造血系统肿瘤的10%～

15%，由于临床表现复杂多样，且缺乏特异性，误诊率较高。据报道，有60%～90%的多发性骨髓瘤患者并发肾损害，其原因主要有：低氧、低pH状态易使尿酸沉积形成高尿酸血症，使肾小管间质受到损害；大量单克隆免疫球蛋白促使血液内红细胞聚集形成缗钱状，血浆外移而使血液浓缩，致使全血黏滞度增高，由此可引起肾小球毛细血管阻塞，肾血流量显著降低，出现肾功能不全；高度红细胞聚集及高黏滞血症可引起肾静脉血栓形成，进一步损害肾功能；由于免疫力极度下降，因此感染和败血症是患者最常见的死亡原因。因轻链蛋白及高血钙所致的广泛管型阻塞肾小管及肾实质钙盐沉积，导致抗病力显著降低，故易继发肾盂肾炎，并发肾盂肾炎时可使肾功能急剧恶化，甚至出现急性肾功能衰竭。骨髓瘤细胞直接浸润肾组织也会导致肾脏的急性或慢性损伤。

该患者为老年女性，因尿蛋白伴有贫血、肾功能改变就诊，但双肾B超与贫血程度及肾功能损害不相平行。诊断时应注意多发性骨髓瘤的可能，进一步查血沉、免疫球蛋白测定、蛋白电泳分析及多部位骨X线检查、骨髓穿刺活检，以免误诊。

多发性骨髓瘤引起的肾病，除了肾脏病常见的注意事项，如低盐、低蛋白饮食等外，还应该注意以下方面。

（1）生活调理：①劳逸结合，尤其中老年人，注意不要过度劳累，保持心情舒畅。②多发性骨髓瘤患者易出现病理性骨折，故应卧床休息，避免负重。

（2）饮食调理：饮食宜清淡，选用抑制骨髓过度增生的食品，如海带、紫菜、裙带菜、海蛤、杏仁。对症选用抗血栓、补血、壮骨和减轻脾肿大的食品，如韭菜、山楂、海蜇、龟甲、鳖肉、续断等。

第九章

肾脏病的预防与调摄

第一节 肾脏病的饮食调摄

俗话说："民以食为天。"对于肾脏病患者，有不能吃的，有少吃的，有可以适量吃的等。总体来说，有以下几点。

（一）限盐

在无水肿、高血压的情况下，每天摄入盐量为6 g左右。在有水肿、高血压的情况下，应低盐饮食，每天摄入盐量为2～3 g。忌食含盐量高的食物，如咸菜、咸蛋、腌肉、酱菜、皮蛋、豆腐乳等。

（二）优质低蛋白饮食

每天蛋白质摄入的数量和质量要很好地控制，蛋白质以0.6～0.8 g/（kg·d）为宜，最好选择优质蛋白，优质蛋白占全天全部蛋白质的60%以上。常见的优质蛋白有鱼、禽、肉、蛋、奶类、大豆制品等，相对于红肉，白肉更适合肾友，如鱼肉、家禽肉，是更适合肾病患者蛋白质的来源。

比如某位肾炎患者，体重60 kg，每天蛋白质的摄入量为0.6×60=36 g，那么优质蛋白的摄入量为36×60%=21.6 g。那么一天的优质蛋白只能包括100 g猪肉、100 g鱼肉、250 ml牛奶、一个鸡蛋。

(三)伴有其他疾患者群的饮食

如果患者已经进入血液透析，可以适当放开饮食的摄入，但是还需要控制磷、钾的摄入量。避免高磷酸盐血症、高钾血症的发生。为了预防高钾血症，应避免食用含钾高的食物，比如香蕉，最好用别的水果代替。另外钾溶于水，所以在吃含钾高的食物之前，可以用水浸泡或是开水烫过后再烹饪，可以去除大概60%的钾。避免食用低钠盐。含磷高的食物尽量避免，如动物内脏、虾、全麦片，蔬菜中如香菇、金针菇、坚果等。

如果患者伴有糖尿病，饮食方案应根据病情随时调整、灵活掌握。消瘦患者可适当放宽饮食要求，保证总热量。肥胖患者必须严格控制饮食，以低热量脂肪饮食为主，减轻体重。

如果伴血尿酸升高，要避免高嘌呤饮食，不饮酒、果汁、肉汤等，减少食用动物内脏、海鲜等食物。

(四)平衡膳食

平时饮食应选用富含维生素A、维生素B及维生素C的食物，如新鲜的蔬菜、瓜果等。伴有高脂血症的肾病患者，须限制饮食中的饱和脂肪酸与胆固醇的含量，每人每餐的优质食用油应少于2 ml。

酷暑季节，饮食当以温软易消化、清淡有营养的食物为主，比如藕粉、莲子粥、荷叶粥、赤小豆粥、冬瓜、白茅根、绿豆汤等都是不错的食品。常用的中医食疗有以下几种。

1. 赤小豆粥 赤小豆100 g，大米100 g。用适量水熬成粥，每天1餐。功效：清热利水消肿，用于肾炎水肿为湿热者。

2. 薏苡粥 薏苡仁30 g，大米100 g。加水适量熬成粥，每天1餐。功效：健脾利水消肿，用于肾脏病水肿而表现为脾气不足，纳呆食少，大便软者。

3. 西瓜翠衣茶 西瓜青皮 10 g，绿茶适量。开水适量沏茶饮用。功效：清热解毒，利水消肿，用于肾炎水肿伴有上呼吸道感染，表现为咽喉红肿疼痛、发热。

4. 葱白紫苏粥 葱白 3～5 段，紫苏叶 10 g，粳米 100 g。先将粳米熬粥，将成之时加入葱白及紫苏叶，盖紧盖闷一会儿即可，宜趁热食用，每天 1 餐。功效：湿阳利水消肿，用于脾肾阳虚而见水肿者。

第二节　肾脏病的精神调摄

《黄帝内经》记载："精神内守，病安从来?"说明人的精神状态对疾病的发生、发展和治疗都有很大的影响。慢性肾炎患者多伴有水肿、高血压、高血糖、高血脂，甚至肾功能衰竭，病程长，容易出现意志消沉、低落、悲观失望等情绪，甚至不思饮食，夜不能眠，得过且过，对生活也失去信心，所以患者的情志调养更为重要。心理治疗在多种慢性疾病中也发挥着重要的作用。

中医学认为"五脏主五志"，人的精神意识与脏腑功能有密切的关系。良好的精神状态有利于脏腑气血功能的调畅；不良的精神状态可使气血紊乱，脏腑功能失调，导致疾病的反复甚至加重。

调养情志的方法很多，患者可根据自己的兴趣爱好选择合适的方式自我调节，如读书、交友、听音乐、运动、养花、钓鱼等，调节心情，增加生活情趣，对疾病的康复十分有益。

患者亲友也要注意了解患者的心理状况和性格特点，及时发现患者的心理变化并寻找原因，耐心倾听他们的诉求，使患者的情绪得以宣泄，随时劝导并帮助患者分析病情，疏解和纠正患者的不良情绪，让患者以积极健康的心理状态配合医生的治疗。

更重要的是，患者要学会控制自己的情绪，保持乐观的态度正视疾病，相信在医生的指导和治疗下，疾病是可以治愈的；同时要理解家人和你一样承受着同样的压力，如能体谅和关心家人，让全家人都处于一种和谐的氛围中，将有利于身体的康复。

第三节 肾脏病感染的预防

呼吸道感染是肾病综合征、肾炎患者复发或加重的重要原因之一，加之患者长期服用糖皮质激素、免疫抑制剂治疗，容易损伤人体正气，导致抵抗力下降，从而加重感染。另外，微生物通过血液循环和淋巴循环的途径也可以感染肾脏。因此，当身体其他部位有感染性病灶存在时，如扁桃体炎、龋齿、疖肿、结核等，都应及时治疗。感染进一步削弱了患者的抵抗力，通过抗原-抗体反应（细菌和病毒都可以作为抗原）而引起免疫复合物性肾炎，使病情加重，以至病情难以控制。因此，肾炎患者预防感染，对肾小球疾病的发生、发展和预后都有极为重要的意义。

总体来说，勤洗手、多通风，不扎堆、少出行，人多场所戴口罩，适时增减衣物是预防感染的重要措施。

对于尿路感染的患者，应该要注意以下几点。

（1）保持外阴清洁：感染对于肾脏病患者犹是危险因素，细菌和其他病原微生物可以直接由尿道逆行上升，进入肾脏，使肾脏感染发病。女性的尿道比较短、直，细菌侵入更加容易。成人应每天清洗外阴 1 次，勤换内裤。禁用坐浴，因为污水容易浸入尿道，引起感染。

（2）引起感染的细菌最常见的是大肠杆菌。正常情况下，大肠杆菌寄生在肠道里，并不引起病症，但如果由肛门进入尿道口，就会导致尿道感染。所以，大便后用干净的卫生纸擦拭，要按从前往后的顺序，以免污染阴道口。如果洗手间有冲洗设备，最好认真地冲洗肛门部位。

(3) 注意性生活卫生：性生活卫生习惯不良也是泌尿系感染的发病原因之一，男女一方外阴或阴道、尿道的病菌极容易传给对方，也容易导致自身感染。

(4) 不要憋尿：有尿意时，及时排尿，不要憋尿，每晚临睡前，排空膀胱。长期憋尿，尿液在膀胱里太久很容易繁殖细菌，细菌会经输尿管逆行到肾脏，其中的有毒物质就会造成肾脏感染，从而引发尿路感染和肾盂肾炎。这类感染一旦没有及时控制，反复发作引发慢性感染，患者不仅会出现腰酸背痛，尿频、尿急等症状，还可能发展成为慢性肾炎甚至尿毒症。因此，即使工作再繁忙，也不要忘了勤喝水并按时排尿。一旦养成了憋尿的习惯，就会在不知不觉间影响肾脏的健康，而肾脏疾病在早期往往又没有特殊的症状，很多患者都是在急性发作或疾病进入晚期时才后悔莫及。

(5) 清除入侵的病菌：积极治疗感染性疾病，如扁桃体炎、胆囊炎、盆腔炎、阑尾炎、前列腺炎等，杀灭已经侵入泌尿道的病菌。

(6) 多喝水，增加尿量，使尿液不断地冲洗泌尿道，尽快排出细菌和毒素。

第四节　肾脏病的运动调摄

生命在于动与静的结合，肾病患者亦应加强体育锻炼，增加机体的抵抗力。慢性肾炎患者病情较轻者，可以进行适当的锻炼，适当的锻炼可以促进病情的好转，我们怎么运动才算适量运动呢？锻炼的方式很多，注意劳逸结合，以自我不感觉疲劳为度。

我们在运动锻炼时，应适量而行、循序渐进。如果尿蛋白较高，身体出现明显水肿，要尽量避免运动，多卧床休息；轻度水肿时，尿蛋白每天流失 1～2 g，可以进行一些轻微的活动，如散步；如果水肿基本消退，尿蛋白每天流失低于1 g，可以做些日常家务，或者加一些慢走、慢跑；当身体不再水肿，蛋白尿每天流失低于0.5 g，可以再增加一些适度的健身，不要进行剧烈运动，如长跑、快速短跑、篮球、排球、足球等。总之，结合自己的指标情况、身体状况，选择适合自己的运动方式。

下面对一些常见的运动做介绍。

（一）太极拳

太极拳是我国传统的保健运动项目，它包含了中国古代的优秀文化，它具有动感连贯、姿态优美、伸缩自然、舒展柔和、柔中蕴涵力劲的特点，内功与外功同时发功，打拳时要将呼吸运动、意念运动和肢体运动三者相互结合。太极拳动作轻柔和缓，集运动与文化为一体，慢性肾炎患者练习太极拳较为适宜，既锻炼了身体，也锻炼了意念、心态。练太极拳不但可改善肾炎患者的部分症状，而且还能增强机体免疫力，减少感冒的发生，可在一定程度上延缓慢性肾病患者骨质疏松的发病。

因流派不同，其架势、拳风和内涵也略有不同，但其寄动于静之中，动静完美结合，机体内外协调、神形相济、连贯动感，拳法自然柔和的特点相同。在五行中，动为阳，静为阴，阴阳相合，能使体内阴平阳秘，多做练习能改善人体各脏器阴阳的协调性，有利于身心健康。慢性肾病患者体质较好者可练全套简化太极拳，若体质不是太好的患者可分节加以练习。

（二）五禽戏

说起五禽戏，大家可能不是太了解，此戏乃是汉代著名医家华佗模仿虎、鹿、熊、猿、鸟五种禽兽的动作，编练而成的一套锻炼身体的运动，多加练习可有效地防治疾病，增强体质。五禽戏不但模仿了对身体健康有用的动作，将人还原于自然，而且还是一套很适合老年人的保健运动。华佗认为，身体运动可加速食物消化，使身体的血液畅通，这样才能健康无病。因五禽戏行之有效，所以备受后世医家的推崇。

（三）散步

散步是一种缓慢的运动，很适合肾脏病体质较弱或者年龄较大的患者。散步时宜缓不宜急，缓缓而行，身心放松，手臂自然下垂若杨柳之枝摆动，呼吸和畅，心神怡悦。散步的力度应以劳而不倦，微微汗出为度。散步的场合应选择在空气新鲜的场地。

（四）慢跑

慢跑这项运动因人而异，患慢性疾病的人可间歇慢跑，以不觉得劳累为宜。刚开始参加慢跑锻炼的人或肥胖者，应先从快步练习开始。慢跑是锻炼耐力的运动，运动时间可稍微延长，以全身微汗、不觉疲倦为宜。

（五）骑车

骑车能改善身体的协调性，加强体内各脏器的协调性和位置的恒定。慢性肾病患者骑车应注意安全，注意保暖，不在大风阴冷天气时骑车，以微微汗出为宜，每天可骑车 30～50 min。

（六）老年操

老年操是常见的一项运动，也是较流行的一项运动，非常适合慢性肾病患者练习。练习时应遵循适度原则，以身体发热、微微汗出为宜。

除了上述运动外，还有很多运动，如羽毛球、篮球、足球等，因活动过于剧烈，心率难以掌握，故不适合肾脏病患者。

第五节　肾脏病的自我保养

除了食疗、运动外，还有许多其他的自我养生的方法，也比较适合肾脏病患者。

一、强身健肾操

（1）端坐体位，全身放松，两腿盘坐，双胳膊屈肘侧举，手向上伸同时吸气，与两耳尖平，双手继续上举，以两肋部有牵拉感觉为度，然后复原，复原时将气呼出，做操时用意念将气聚于胸中。连做3～5次为一遍，每天可根据自身情况做3～5遍。做强身保健操时用力不宜过大、过猛。此操可舒展筋骨、畅达气血，将气归于丹田，对体质较弱者的胸闷、气短者有缓解作用。

（2）端坐体位，在上操做完3～5遍后开始做此操，双手相握放于腿上，然后左臂屈肘放于左腿上，右臂屈肘，掌心向上，做向上抛物动作3～5遍，然后换左手做抛物动作，右手休息。手向上做抛物动作时，动作可由慢变快，手上抛时吸入空气，复原时呼出废气。

二、打击按摩肾俞操

每天临睡前，坐于床边，双足自然下垂，解开衣带，闭目坐直，舌尖翻卷抵上腭，两手掌摩擦双侧肾俞穴，每次坚持10～15 min。每天散步时，双手握紧拳头，边走边用食指掌指关节叩打双侧肾俞穴，每次叩打30～50次。临睡前，将理疗器发热极片放在肾俞穴上做理疗30 min。这三种方法适合慢性肾脏病病情较稳定者，多数患者坚持一段时间后反馈效果良好。需要注意的是，多囊肾、肾囊肿较大的患者不适合上述方法，有导致囊肿破裂的可能。

三、腰部按摩操

古人云："腰为肾之府。"经常按摩腰眼可有效防治因肾虚所致的腰肌僵硬、腰酸背痛等症状。

（1）自然盘膝而坐，双手掌对搓，手心热后快速放到腰部，双手按摩腰部上下皮肤，然后双手再对搓，再按摩腰部，直至腰部有热感为止。宜早晚各做一遍，每遍可做200次左右。此操可温肾阳，补肾气。

（2）自然盘膝而坐，两手握拳，手臂向后，将两食指掌指关节的突出部位放在腰部，用关节突出部位做环形旋转运动按摩腰眼（腰眼位于第4腰椎棘突下旁开3.5寸），一定要按住皮肤，不可滑动，以免擦伤皮肤，可逐渐用力，以腰部有酸胀感为度，一次应持续10 min左右，也可每3 min做一次，休息后再做，每天3次。

四、脚心按摩法

中医学记载涌泉穴可以调补肾虚，涌泉穴为肾经的穴位，可温肾阳，滋阴补血，醒神苏厥。按摩涌泉穴，可温肾益精，苏厥醒神，延缓衰老，改善睡眠，对肾精亏虚引起的失眠、耳鸣、眩晕、鼻塞、头痛等有治疗作用。

按摩的方法为：每天临睡前先用温盐水泡脚20 min，擦干后，用左手大拇指按摩右脚心，右手大拇指按摩左脚心，按摩100次左右，以双脚有热感为度。按摩涌泉穴，既有强肾阳，又有滋阴的双向调节的功效，尤为适合患慢性疾病的患者。

五、缩肛运动

缩肛运动应全身放松，用意念控制缩肛和呼吸同时进行。呼气时，用意念将肛门向内收缩，吸气时，肛门放松，每天如此反复进行50次左右，每天3次为宜。这项简单的缩肛运动不但能改善盆腔周围的血液循环，还能增加性器官的血液营养，若持之以恒，能有效地防治肾气不足引起的阳痿、早泄。

六、取穴疗法

古代医家很重视耳朵的保健，认为耳朵是全身经络汇集之处，五脏六腑皆有经络循行于耳，人体各部位都在耳朵上有自己的反应区。

耳穴的保健法也包含肾的保健，古人很注意肾的保健，根据肾与其他脏器的关系创造出很多养生保健方法。中医学认为：肾藏精，肾开窍于耳和二阴，肾经的经络也与耳相连。基于上述理论，后世医家治疗肾病的穴位多取在耳部。中医讲肾主骨生髓，肾为先天之本，而耳为肾之外窍。若肾气充足，则听力灵敏。长期的临床观察表明，当人体各脏腑组织发生病变时，会在耳郭的特殊反应区出现反应点。因耳朵上的穴位通于人体各组织，所以中医的耳针疗法就是在耳郭的特殊反应区进行针刺或者埋针，以达到治疗疾病的目的。比如，耳轮上脚和下脚之间有一个三角形的凹窝，这个三角形区域对应人体的生殖功能，针灸刺激此区耳轮内侧缘的中点，可以有效治疗女性月经病，以及男性的遗精、阳痿等病症。

事实上，耳穴的针灸疗法只是耳穴治疗疾病的一种疗法，此外还有灸法、放血、埋豆、按摩等多种治疗形式，耳部按摩也可起到健肾养身的作用。

（一）拉耳屏

双手食指放耳屏内侧，食指、拇指对捏提拉耳屏，提起向外拉，力度要由轻到重，牵拉的力量以不觉疼痛为度，每次拉耳3～5 min。此法可治疗头痛、头昏、神经衰弱、耳鸣等疾病。

（二）扫耳朵

双手指由后向前扫耳朵，每一遍可扫 20 次，每天数遍，长期坚持，可以强肾健耳，增强记忆力。

（三）鸣天鼓

将两掌分别贴于两耳部，掌根盖严耳孔，用拇指和小指固定头部，其余三指一起交错叩击头后部穴位，可叩击枕骨、哑门、风府等穴，此时耳中会“咚咚”鸣响，犹如击鼓声。该方法可提神醒脑、定眩聪耳。此法不仅是日常的养生保健之法，而且对眩晕、耳鸣、失眠、头痛、脑神经衰弱等病症也有良好的效果。

（四）摩耳轮

双手握空拳，用拇指和食指沿耳轮顺时针推摩，直至耳轮略微发热。此法有强肾、益脑、聪耳、明目之功，也可防治尿频、便秘、颈椎病、头昏、头痛等疾病。

第六节　肾脏病的日常生活

一、勿劳累

中医的整体观认为“天人合一”，一是认为人体本身是一个有机的整体；二是认为人与自然界（即外在环境）也保持着统一的整体关系，即人身体的内外环境是同步、协调和平衡的。中医有“五劳七伤”之说，“五劳”指心、肝、脾、肺、肾五脏的劳损；“七伤”指大饱伤脾，大怒气逆伤肝，强力举重、久坐湿地伤肾，形寒饮冷伤肺，忧愁思虑伤心，风雨寒暑伤形，恐惧不节伤志，意指各种内外因素的损伤均可导致身体发病。

人在疲劳状态下，加上工作压力、精神紧张，容易造成抵抗力下降，导致细菌、病毒感染，引发肾脏损害，出现腰膝酸软，下肢、眼睑水肿等现象。最令人担忧的是，上述表现不容易引起人们的重视，很多人不以为然，自认为休息一下就好了，往往拖到出现严重的水肿、血尿、血压高时才前往医院就诊。

其实很多肾病患者就诊时都很难说清自己的病是从何时开始的，大多数人都说最近一段时间很劳累。因此，对于工作紧张、易出现疲劳的人员来说，要想到您的身体会因此受累，留心肾病的种子潜伏成为隐患。所以早期预防、保持生活规律非常重要，尤其要注意保暖，避免感冒。一旦出现腰膝酸软、血尿、夜尿增多、尿量减少、眼睑或下肢水肿、头晕等可能损伤肾脏功能的症状时，要及时到正规医院就诊。

二、改善居住环境

人类居住的环境是人类聚居生活的地方，它因人而生，由人而创造，是人在自然天地之中所创造的聚居环境整体。因此，居住环境应该干净整洁、通风良好、温度适宜、有利于休息，这是基本要求。良好的居住环境，不但使人心情愉悦，使人能够更好地休息，而且也有助于病情的恢复。

酷热袭人，常人尚不愿出门，慢性肾病患者尤不宜经常出门，所以居室宜布置得宽敞、明亮、通风，且保持一定的温度。切不可贪凉而把空调温度调得过低，否则冷热的急骤变化易引起感冒。

需要注意的是，室内环境中的甲醛、苯污染作为过敏原也会引发和加剧肾病的发作。患者应尽可能避免接触有机溶剂毒物，装修房屋或买家具一定要检测甲醛含量是否合格，注意开窗通风。

三、性生活

适当的性生活有助于扭转患者神经系统不全和抑郁的情绪，

尤其是肾脏病患者，因病程较长，适当的性生活有助于疾病的治疗。当然，性生活也会消耗体力，如贪色纵欲就会加重病情，因此，肾脏病患者病情尚未好转之前，一定要以不引起疾病加重为度，不可过度，否则，得不偿失。

四、外出旅游

适当的旅游有益身心健康，只要把握以下原则即可。

（1）患者在恢复阶段未痊愈时，不宜出游。

（2）肾脏病患者，最近3～6个月病情比较稳定，无明显的并发症，精神、体力也较好，这样方可选择旅游，但也应适当，过度劳累也会得不偿失。

（3）旅游并非是肾移植患者的禁忌证。只要全身情况好，可以根据肾功能和平时工作、生活的情况，采取相似并略低的活动量，如有舒适的交通工具和休息条件，可以选择相适应的旅行项目，也可长距离地旅行。

五、定期体检

不少肾脏病发病时没有任何自觉症状，但尿常规会出现异常，因此中老年人应该注意定期检查。有人曾做过统计，我国40岁以上的人群慢性肾病的患病率达8％～10％，到肾内科初次就诊的患者，有2/3的患者已经发生肾功能受损，甚至有部分患者已发展到尿毒症期。

由于机体生理功能的作用，人体肾脏储备量相当大，平时只需1/4的肾单位工作，就足以维持肾脏功能，其余3/4的肾单位处于“轮休”状态。所以当肾脏出现慢性损害时，症状并不明显，肾脏疾病悄悄地破坏肾组织而不容易被发现。直至肾脏损伤达3/4以上，肾脏再也无法支撑时，患者才出现如水肿、腰痛、尿少、尿黄等明显症状。而此时大多数患者已进入肾功能衰竭期或转化成尿毒症，错失了最佳治疗时间。

六、禁烟酒

中医认为“酒为湿热之魁、烟为辛热之最”，烟酒易于化燥伤阴，耗损正气，影响身体的康复。世界卫生组织已经明确了尼古丁和酒精均为一类致癌物，对肾脏病患者亦是得不偿失。

七、学习和工作

肾脏病迁延难愈，病情反复，最后有可能发展成尿毒症。故肾脏病患者应在医生的密切监护下，控制各种可致肾功能恶化、病情加重的因素，如疲劳、感染、肾毒性药物等。

原则上若无明显水肿，血压不高，肾功能良好者，可以从事轻体力工作和学习，定期到医院复诊；若有明显水肿、高血压、贫血等，则应多休息。

八、正规治疗

从现在的医疗技术水平来看，不可能通过一两种药物在短时间内根除慢性肾病。慢性肾脏病的治疗不能过分地依赖药物，还需结合肾病患者的自身调养，即“三分治、七分养”。在采取合理的药物治疗同时，还应重视非药物疗法的积极作用，使患者从盲目和不安中摆脱出来，掌握正确的肾脏病知识是每个肾脏病患者的当务之急。

肾脏病靠药物的治疗，也不能做到尽善尽美。常用的药物，如激素、免疫抑制剂、利尿剂等，这些药物也只对某些肾病有一定的疗效，不可能治愈所有肾病。中草药在慢性肾病的治疗上确有一定的疗效和优势，但也不可能“根治”所有的患者。人类与疾病做斗争是永不停息的，只要有疾病的存在，斗争就会存在。部分中草药使用不善也存在一定的毒副作用，长期使用时，需要在肾病科医生的指导下服用。不少肾病患者相信“秘方”“偏方”，这些所谓“秘方”“偏方”往往在不知不觉中可能对肾脏造成了严重的损害，非但不能治疗疾病，还会加重病情。所以，肾脏病患者更应冷静对待“偏方”“秘方”，不可盲目使用。

总之，慢性肾脏病的治疗和调养是一个很漫长的过程，患者应根据自身的因素在不同的时期进行不同的综合调治，不仅要合理用药，更要重视日常生活中的正确饮食调养，养成良好的饮食习惯，形成健康的生活规律，以促进慢性肾脏病的早日痊愈。